생존학적 관점
다르게 보면 고통이 줄어든다

생존학적 관점

다르게 보면 고통이 줄어든다

―――― 이창현 약사 지음 ――――

애드앤미디어

프롤로그

다르게 보면, 고통이 줄어든다
– 몸의 언어와 삶의 언어를 다시 배우는 시간

우리는 언제부터 '고통은 제거해야 할 것'으로
믿어왔을까요?
열이 나면 해열제를 먹고,
두통이 오면 진통제를 찾고,
마음이 아프면 아무 일도 없는 듯 덮어둡니다.

하지만 혹시,
그 증상들이 우리에게 무언가를
말하고 있던 것은 아닐까요?
우리가 애써 지우려 했던 고통의 흔적들이
사실은 살기 위한 몸의 언어, 마음의 반응이었다면요.

이 책은 그런 질문에서 시작됐습니다.

우리는 병을 '고장'으로만 여겨왔지만,
그 병은 종종 몸이 보내는 마지막 경고였고,
살기 위해 택한 절박한 전략이었습니다.

감정도 마찬가지입니다.
억눌러야 할 불쾌한 찌꺼기가 아니라,
마음이 우리에게 "지금은 버거워요"라고
말하는 신호일 수 있습니다.
화는 나쁜 감정이 아니라,
지금 이 방향은 아닌 것 같다고 말해주는
마음의 손짓일지도 모릅니다.

우리는 이미 우리의 삶을 대하는 시선과
우리가 겪는 질병을 바라보는 관점에
익숙해져 있습니다.
그러한 병리학적 관점에서 우리는 오랫동안
'억제'를 해답이라고 믿어왔습니다.
하지만 억제가 해답이 아니라면요?
고통은 억누를 대상이 아니라
들어야 할 메시지라면 어떨까요?

프롤로그

이 책은 약학과 생리학, 심리학과 철학이 만나
우리가 알고 있던 '질병'과 '감정',
그리고 '삶의 고통'을 새롭게 해석할 수 있는
관점을 제안합니다.
저는 이것에 '생존학적 관점'이라는 이름을 붙였습니다.

몸에서 일어나는 생존 반응에 대해서
'세포 생존학'이라는 용어가 있습니다.
하지만 생존학적 관점은
반응을 분석하는 것과는 다르게
우리에게 일어나는 모든 것이
삶을 살아가기 위한 현상이라는
세상과 자신을 바라보는 법칙과
질서에 대한 관점입니다.
단순한 현상의 분석이 아닌,
삶의 동반자인 뇌를 신뢰하는 입장에서
사건을 재해석하는 관점입니다.

생존학적 관점에서는 증상은
단지 몸의 이상이 아니라,

ATP*가 고갈된 세포가 보내는 구조 요청일 수 있고,
피로는 단순한 무기력이 아니라,
에너지를 보존하기 위한
세포의 생존 본능일 수 있습니다.

감정 또한, 흐르지 못한 정(精)의 정체입니다.
마음이 숨을 쉴 수 없을 때,
에너지의 흐름이 막힐 때,
우리는 감정을 느낍니다.
그러니 고통을 없애기보다
그 고통을 다르게 바라보는 일이 먼저입니다.
질병을 억제하기보다
그 질병이 왜 생겼는지 해석하는 힘이 필요합니다.

삶도 마찬가지입니다.
실패가 나를 무너뜨리는 사건이 아니라,
내가 나를 다시 이해하게 해주는 계기일 수 있고,

---

* ATP(Adenosine Triphosphate): 세포가 에너지를 저장하고 사용하는 기본 단위로, '세포의 에너지 화폐'라고 부른다.

프롤로그

인간관계의 갈등은 상처가 아니라,
내 자신의 경계를 배워가는 수업일 수 있습니다.
몸이 말하고,
삶도 말합니다.
우리가 그 언어를 배울 수 있다면,
고통은 다르게 보이고,
삶은 덜 두려워집니다.

이 책을 통해 탄생한 생존학적 관점은
여러분에게 이렇게 말합니다.

"질병을 다르게 보면, 삶도 다르게 보입니다.
그리고 그렇게 보면, 고통은 줄어듭니다."

우리는 여전히 살아내고 있습니다.
그 자체로 충분합니다.

이제는 억누르는 대신,
들어주기로 합시다.
몸의 말도, 마음의 말도,

생존학적 관점: 다르게 보면 고통이 줄어든다

삶의 말도.

이 모든 것이 그저 살아내기 위함이었음을

《다르게 보면, 고통이 줄어든다》
그 여정이 이제 시작됩니다!

이창현

CONTENTS

프롤로그   4

1장. 이 책이 태어난 이유

작은 두통에서 시작된 큰 의문   14
환자의 두려움과 의료 마인드   16
의사는 과연 자기 병을 고칠 수 있는가?   18
병리학에서 생존학으로   21

2장. 병은 반응이다. 병리학에서 생존학으로

병의 의미와 몸의 해석   26
병의 해석은 누가 하는가?   27
증상을 치료한다는 것의 진짜 의미   35

몸과 뇌가 보내는 첫 경고 신호   43
피로: 가장 먼저 보내는 경고 신호   44
관절염: 통증이라는 경고음   52
불면, 공황, 감정 이상: 뇌의 외침   59

혈관과 순환계의 방어 전략   67
뇌출혈과 뇌경색: 혈관의 최후 수단   68
고혈압: 압력을 높여 산소를 보내는 전략   76
고지혈증: 지방은 수리공이다   85

대사와 에너지의 재분배 93
당뇨: 에너지의 재분배 프로그램 94
갑상선 저하증: 대사를 낮추는 전략 102
요산: 모든 병의 숨은 공통 분모 110
통풍: 요산 결정의 역설적 방어선 118

신경과 뇌의 보호 작전 126
협착증: 움직이지 말라는 몸의 명령 127
파킨슨병: 느려짐은 뇌의 방어 전략 135
치매: 뇌의 마지막 절전 전략 144

세포와 면역, 생존 전략 152
암: 세포의 고립 생존 전략 153
HIF-1α: 저산소 속에서 살아남는 전략 162
만성염증: 회복이 지연된 구조 169
자가면역질환: 회복 실패의 내부 혼란 176

3장. 삶을 해석하다: 몸처럼 삶도 말하고 있다

삶의 실패를 '증상'으로 본다면 186
감정은 마음의 요산이다 192
스트레스는 판단자의 위치에서 생긴다 198
관점이 바뀌면 에너지가 남는다 203
나를 소모하는 것들과의 거리 두기 208
몸이 말하듯, 삶도 말하고 있다 214
스스로를 해석할 수 있다는 것의 의미 219

에필로그 224

늘 살아가는 대로 살아서는
달라질 게 없다.
제대로 삶을 살아가고 싶다면
생존학적 관점을 알아야 한다.

1장

이 책이
태어난 이유

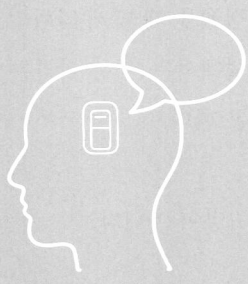

작은 두통에서
시작된 큰 의문

증상을 지우는 약보다
원인을 찾는 질문이 먼저여야 한다.

고등학생이 된 딸이 가끔 머리가 아프다고 한다.
집에서 나타나는 증상을 살펴보았을 때
두통의 원인은 저혈압으로 추정이 됐고,
실제로 혈압을 측정했을 때 낮게 나왔다.
하지만 학교 보건실에서는 '두통'이라는 이유로
일반 진통제를 주곤 한다.

이것은 근본적인 처방이 아니다.

생존학적 관점: 다르게 보면 고통이 줄어든다

그럼에도 학교 환경과 인력 상황을 생각하면,
당장 이해할 수 있는 선택이기도 하다.
그러나 걱정되는 것은 따로 있다.
아이들이 어릴 때부터 '증상 = 해당 약'이라는
단순한 병리학적 반사에 익숙해지는 것이다.

왜 머리가 아픈지, 그 뿌리가 무엇인지 묻지 않고
'아프면 약'이라는 습관이 자리 잡으면,
성인이 됐을 때 더 큰 문제에 직면할 수 있다.

이것은 단순히 약의 문제로 끝나지 않을 것이다.
삶에서 일어나는 증상에 대해서 처리하는 방법에도
아마 문제가 생길 것이다.

점점 더 빠르게 지나가는 SNS의 자극에
우리는 어떻게 대응하며 살아가고 있을까?
우리는 우리가 당면한 현실에 대해
다르게 살펴볼 필요가 있다.
생존학적 관점이 필요한 이유다.

1장. 이 책이 태어난 이유

환자의 두려움과
의료 마인드

병을 줄이는 기술은 발전했지만,
병을 이해하는 마음은 아직 부족하다.

그동안 많은 환자를 상담해왔다.
병리학적 관점의 치료가 필요한 순간은 분명히 있다.

그러나 질병을 '완치'로 이끌기 위해서는
생리학적 관점, 즉 몸이 왜 그런 반응을 선택했는지
이해하는 과정이 꼭 필요하다. [주1]

하지만 환자들은 이 관점을 받아들이기를 주저한다.

생존학적 관점: 다르게 보면 고통이 줄어든다

그 이유는 간단하다.
주치의가 전혀 다른 해석을 하고 있기 때문이다.
의사 선생님들께는 죄송한 말일 수 있지만,
한국의 의료기술이 세계적 수준임에도
의료 마인드는 아직 후진국형이라고 생각한다.

증상 억제 중심의 구조에서 벗어나,
원인을 찾아내고 환자를 전체적으로 바라보는
선진국형 의료 마인드가 필요하다. [주2]

한국에서 '대체의학'이라 불리며
가볍게 무시되는 영역 중 일부는
사실 '생존학적 관점'에 더 가깝다.

그러므로 주류 의학만을 고집하는 것이 아니라,
병의 원인을 이해하고 처리하기 위해 폭넓은 시선과
깊은 사유를 가진 의료 철학이 절실하다.

1장. 이 책이 태어난 이유

의사는 과연 자기 병을 고칠 수 있는가?

치료는 수치를 낮추는 것이 아니라,
몸이 왜 그 반응을 택했는지를 푸는 일이다.

가끔 이런 질문을 내게 던진다.
'과연 의사들이 질병을 '고친다'라고 말할 수 있을까?'

내가 아는 한 내과 원장님은 본인이 당뇨 환자다.
매일 약을 복용하지만, 본인의 당화혈색소*를
제대로 조절하지 못해 힘들어한다.

* 당화혈색소(HbA1c): 혈액 속 포도당이 적혈구의 헤모글로빈과 결합한 것으로,
  지난 2~3개월 동안의 평균 혈당을 반영하는 지표로 사용된다.

그렇다면 이런 상황에서 다른 당뇨 환자들에게
어떤 처방과 조언을 할 수 있을까?

이 원장님 말고도 많은 분들이 비슷한 상황이다.
병의 원인을 모른다.
처방전은 '원인 불명의 증상'이다.
우리가 잘 아는 고혈압의 진단 병은 '본태성 고혈압'이며,
'본태성'이라는 말은 원인을 알 수 없다는 뜻이다.

의사분들의 능력을 무시하는 게 아니라,
의료체계의 시스템적 한계에 관한 이야기를 하고 싶다.
원인을 알 수 없는 질병을 도대체 어떻게
치료한다는 것인지 이해하기 어렵다.

이 질문은 의사 개인의 능력 문제를 넘어,
의료 시스템 전체가 질병의 원인보다는 수치와
증상 조절에 치중하고 있는 현실을 보여준다.

나는 이러한 구조는
바꿔야 한다고 생각하며

그러기 위해서는
생존학적 관점이 필요하다. [주3]

이 관점은 단순한 치료가 아니라,
몸이 선택한 전략을 이해하고
그 배경을 바꾸는 방법이다.

생존학적 관점: 다르게 보면 고통이 줄어든다

병리학에서 생존학으로

몸은 언제나 우리를 살리려 한다.
문제는 우리가 그 말을 듣지 않는 데 있다.

이 책을 통해 독자 여러분이
병을 다른 눈으로 바라보기를 바란다.
열이 나는 것은 세균을 죽이기 위한 가열 전략,
혈압이 오르는 것은 산소를 보내기 위한 압력 전략,
피로가 찾아오는 것은 에너지를 보존하기 위한
멈춤 전략일 수 있다. [주4]

이러한 관점의 전환이 나를 '생존학'이라는 길로 이끌었다.

1장. 이 책이 태어난 이유

그리고 이 길에서 요산과 ATP라는
두 키워드를 발견했다. [주5]
ATP는 생명의 연료이고,
요산은 그 연료가 얼마나 소모됐는지를 보여주는 지표다.

이 책은 이 두 키워드를 축으로,
병과 증상을 새로운 언어로 해석해보려는 시도다.
이 시도가 여러분에게 정답일지는 강요할 수 없지만,
나는 정답이라고 생각한다.

약을 공부하고, 뇌를 공부하며, 명상을 공부해 가지게 된
통합적인 시선에서는 더 근원적인 관찰이 이루어진다.
우리는 살고 싶어 한다. 나도 그렇고, 여러분도 그러하다.
살고자 하는 관점에서 증상을 보고, 삶을 보면,
아마 우리는 비슷할 것 같다.
생존학적 관점에서는 우리는 각자의 방식으로
그저 살고자 하는 것뿐이다.

참고문헌

[주1] Semenza GL. Hypoxia-inducible factors in physiology and medicine. Cell. 2012;148(3):399–408.

[주2] World Health Organization. Framework on integrated, people-centred health services. WHO, 2016.

[주3] Ornish D et al. Intensive lifestyle changes for reversal of coronary heart disease. JAMA. 1998;280(23):2001–2007.

[주4] Mackowiak PA. Concepts of fever. Arch Intern Med. 1998;158(17):1870–1881.

[주5] Johnson RJ et al. The role of uric acid in metabolic and cardiovascular disease. N Engl J Med. 2020;382:2529–2541.

1장. 이 책이 태어난 이유

증상은 고장이 아니라 신호다.
질병은 억제해야 할 것이 아니라
이해해야 할 생존 전략이다.

2장

병은 반응이다.
병리학에서 생존학으로

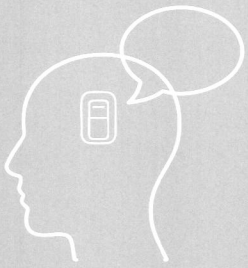

병의 의미와
몸의 해석

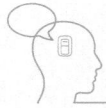

병의 해석은 누가 하는가?
증상을 치료한다는 것의 진짜 의미

ON OFF

병의 해석은 누가 하는가?

증상을 억제하는가?
의미를 듣는가?

질문에서 시작하며

'병은 왜 생기는 것일까?'
'이 통증은 왜 멈추지 않는 것일까?'
'피로가 낫지 않는 것은 무슨 이상이 생긴 것일까?'

우리는 몸에서 이상한 증상이 생기면 병원을 찾고,
의사는 검사 수치를 보고 진단을 내린다.
이때 대부분의 환자와 의료 시스템은
'무엇이 고장났는가?'라는 질문을 전제로 움직인다.

2장. 병은 반응이다. 병리학에서 생존학으로

이 질문의 중심에는 병리학적 해석이 있다.
즉, 지금의 증상은 세포나 조직, 장기 중 어딘가가
'제 기능을 하지 않아서' 생긴다는 관점이다. [주1]
하지만 과연 그 해석이 전부일까?
증상이 정말로 '고장'에서 비롯된 것일까?
혹시 그 증상은 몸이 보내는
정교한 생존 신호는 아닐까? [주2]

병리학적 해석: 문제를 찾아내라

병리학은 인체의 구조와 기능이 정상에서 어떻게
어긋났는지를 분석한다. [주3]
가령, 피로는 근육 내 젖산 축적, 호르몬 이상,
빈혈 혹은 갑상선 기능 저하로 해석된다.
고혈압은 혈관 저항 증가, 심박출량 증가,
신장의 염분 조절 문제로 설명된다.
증상은 항상 '이상', '문제', '고장'으로 해석된다.
이 관점은 실제로 많은 생명을 살려왔다.
심장마비, 출혈, 패혈증처럼 급박한 상황에서
빠르고 단호한 개입은 꼭 필요하다.

생존학적 관점: 다르게 보면 고통이 줄어든다

그러나 문제는 이 병리학적 해석이 모든 증상과
만성질환에 동일하게 적용된다는 데 있다.
몸의 반응 전체가 오류라고 가정하는 태도는
때로 더 큰 오류를 낳는다.

생존학적 해석: 몸의 말을 들어보라

한발 물러나 이렇게 질문해보자.

'몸은 왜 굳이 이 반응을 선택했을까?'
'증상이 생긴 것은 무언가를 지키기 위한 전략이 아닐까?'

피로는 에너지를 아끼라는 경고일 수 있고,
고혈압은 산소를 더 보내려는 대응일 수 있다.
혈당 상승은 세포를 보호하기 위한
우선순위 조정일 수 있고,
고지혈증은 혈관을 수리하려는
응급처치일 수 있다. [주4]
이런 관점을 '생존학적 해석'이라고 부른다.

즉, 몸은 멍청하지 않다.
살기 위해, 자신을 지키기 위해, 최선을 다해 전략을 짜는 중일 수도 있다는 뜻이다.

억제는 쉽다. 그러나 해석은 낫게 한다

피로를 억누르기 위해 우리는 카페인을 마신다.
통증을 줄이기 위해 진통제를 먹는다.
혈압을 낮추기 위해 강제적으로 확장제를 투여한다.
하지만 이 방식은 증상을 없애도 원인을 남긴다.

경고를 무시한 운전자가 속도를 줄이지 않으면
결국 사고가 나는 것처럼,
몸의 언어를 듣지 않으면 결국 더 큰 병으로 이어진다.

증상은 '몸의 언어'다

몸은 말할 수 없다.
대신 '증상'이라는 언어로 말한다.
피로는 쉬라는 말이다.

통증은 멈추라는 말이다.
불면은 과도한 각성 상태를 조절하라는 말이다.
고혈당은 세포가 지금 외부 에너지를 받을
준비가 되지 않았다는 말이다.

이 말을 들을 것인가, 지울 것인가.
이 선택은 병에 대한 해석의 방향을 완전히 바꾼다.
그리고 그 해석의 차이가 치유의 방향을 결정한다.

병의 해석자는 누구인가?

이제 우리는 질문을 바꿔야 한다.

'어떤 병이냐?'보다
'왜 이런 반응을 했는가?'를 묻는 것이 낫다.
'증상을 어떻게 없앨까?'보다
'이 증상은 무슨 말을 하고 있을까?'를 묻는 것이 낫다.

이 질문을 바꾼 그 순간,
병의 해석자는 의사나 시스템이 아닌 '나 자신'이 된다.

새로운 해석, 새로운 치유

병리학은 증상을 '고쳐야 할 것'으로 본다.
생존학은 증상을 '해석해야 할 것'으로 본다.

이 책은 그 해석의 틀을 제안한다.
질병을 다시 해석하는 것에서 시작해,
삶 전체를 다시 해석하는 데까지 닿아간다.

우리가 몸을 해석하는 방식이 바뀌면,
삶을 해석하는 방식도 달라질 것이다.

"증상을 억제하지 말고, 들어라.
몸은 지금 당신을 살리기 위해 말하고 있다."

생존학적 관점: 다르게 보면 고통이 줄어든다

고통이 줄어드는 핵심 포인트

증상은 나를 죽이기 위함이 아니라 살리기 위함이다

우리는 스스로 그것을 믿어야 한다.
나는 나를 스스로 죽일 수 있지만
뇌는 그럼에도 살기 위해 행동한다.
삶에 대한 집착은 내가 아닌 뇌에서 이루어진다.
그러니 살기 위한 처절한 외침에 귀를 기울이자.
삶의 동반자를 돌보지 않으면
삶은 고통과 후회로 가득할 것이다.

> "이제 나는 나의 뇌를 믿으려 한다.
> 몸에서 일어나는 일은 뇌의 언어다.
> 두렵지만 내 삶의 동반자를 믿어야
> 그 의도를 알 수 있다.
> 뇌를 믿어야 살 수 있다."

참고문헌

[주1] Kumar V et al. Robbins Basic Pathology. Elsevier, 2021.
[주2] Medzhitov R. Origin and physiological roles of inflammation. Nature. 2008;454:428–435.
[주3] Cotran RS et al. Robbins Pathologic Basis of Disease. Elsevier, 2020.
[주4] Brownlee M. The pathobiology of diabetic complications: a unifying mechanism. Diabetes. 2005;54(6):1615–1625.

증상을 치료한다는 것의 진짜 의미

이제 나는
몸의 언어를 듣는다.

증상을 없애면 병이 나을까?

열이 나면 해열제를 먹고,
통증이 있으면 진통제를 먹고,
우울하면 항우울제를 먹고,
불면이면 수면제를 먹는다.

우리는 증상을 없애는 것을
곧 '치료'라고 생각한다.
그리고 증상이 사라지면
"이제 괜찮아졌어요"라고 말한다.

2장. 병은 반응이다. 병리학에서 생존학으로

하지만 정말 그런가?

억제는 회복이 아니다

열은 왜 났을까?
통증은 왜 발생했을까?
불면은 무엇을 말하려 한 것일까?

증상은 단지 고장의 징표가 아니다. [주1]
그것은 몸이 내는 목소리,
생존을 위한 조정,
경고, 조율, 혹은 전략일 수 있다.

그런데 우리는
그 말을 듣지 않고, 지워버린다.
지우면 고통은 줄어들지 몰라도,
회복은 멈춘다. [주2]

고장으로 볼 것인가, 메시지로 들을 것인가

열은 면역의 가속페달,
통증은 움직임의 제동 장치,
불면은 경고음,
피로는 휴식 요청,
고혈당은 세포의 거절,
고혈압은 산소 공급 요청,
요산은 에너지 과소비의 흔적. [주3]

이 모든 것은
'제거해야 할 증상'이 아니라
해석해야 할 신호다.

억누르기만 하면, 몸은 더 크게 말한다

증상을 억누르면,
몸은 멈추지 않는다.
오히려 더 강하게, 더 깊게,
더 복잡한 방식으로

2장. 병은 반응이다. 병리학에서 생존학으로

그 말을 이어간다. [주4]

피로가 통증이 되고,
통증이 염증이 되고,
염증이 파괴되고,
그 파괴가 고통이 되고,
고통이 절망이 되기도 한다.

몸은 끊임없이 말한다.
우리가 들을 때까지.

치료란 증상이 사라지는 것이 아니다

증상이 사라져도 되는 조건을 회복하는 것
생존학적 관점에서 늘 말하는 것처럼,

'몸은 멍청하지 않다.'

증상이란
몸이 살아남기 위해 택한 반응이다.

생존학적 관점: 다르게 보면 고통이 줄어든다

그 반응이 더 이상 필요하지 않게 됐을 때,
몸은 자연스럽게 증상을 거둔다. [주5]

그게 진짜 회복이다.
그게 진짜 치료다.

나는 이제 증상을 다르게 본다

통증이 찾아오면,
'왜 아플까?'가 아니라
'어떤 말을 하려고 하는 걸까?'라고 묻는다.

열이 나면,
억제하기 전에
'내 안의 전쟁이 어디서 벌어지고 있을까?'를 본다.

불면의 밤에는
'뇌가 지금 잠을 미루면서 말하고 있는 것은 뭘까?'를 듣는다.

이제 나는

몸의 언어를 배운 사람이다.

고통이 줄어드는 핵심 포인트

억제는 쉬웠고, 해석은 어렵다

하지만 이제 나는 해석을 택한다.
그동안 우리는 "어디가 잘못됐는가?"라는
단 하나의 질문만 던졌다.
이제는 질문을 바꿀 때다.

'이 반응은 왜 일어났을까?
무엇을 지키려 한 것일까?
무엇을 알려주려는 것일까?'

그리고 그 질문은
몸을 넘어 삶 전체로 확장될 수 있다.

> "이제 나는 몸의 언어를 듣는다.
> 억누르지 않고, 해석하려 한다.
> 그 순간부터 치유는 시작됐다."

참고문헌

[주1] Sterling P. Allostasis: A model of predictive regulation. Physiol Behav. 2012;106(1):5–15.
[주2] Tracey KJ. Reflex control of immunity. Nat Rev Immunol. 2009;9(6):418–428.
[주3] Johnson RJ, et al. Uric acid: A danger signal from the RNA world that may have a role in the epidemic of obesity, metabolic syndrome, and cardiorenal disease. J Intern Med. 2009;266(5):446–460.
[주4] Calabrese EJ, Mattson MP. Hormesis provides a generalized quantitative estimate of biological plasticity. J Cell Commun Signal. 2011;5(1):25–38.
[주5] Engel GL. The need for a new medical model: A challenge for biomedicine. Science. 1977;196(4286):129–136.

몸과 뇌가 보내는
첫 경고 신호

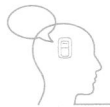

피로: 가장 먼저 보내는 경고 신호
관절염: 통증이라는 경고음
불면, 공황, 감정 이상: 뇌의 외침

ON ⬜ OFF

피로: 가장 먼저 보내는 경고 신호

피로는 질병이 아니라
몸의 말이다.

왜 우리는 매일 피곤할까?

"쉬어도 피곤해요."
"자는 데도 피로가 풀리지 않아요."
"병원에 가도 이상은 없다는데,
몸은 늘 무겁고, 머리가 맑지 않아요."

많은 사람이 피로를 '병은 아니지만
분명 뭔가 이상한 상태'로 느낀다.
검사 수치는 정상이지만, 삶의 질은 이미 무너져 있는
이 불가사의한 피로.

생존학적 관점: 다르게 보면 고통이 줄어든다

우리는 이 현상을 어떻게 이해하고 있을까?

병리학적 해석: 에너지 생성이 잘못됐다?

병리학적으로 피로는 다음과 같은 원인으로 설명된다.

- 빈혈: 조직에 산소 공급이 부족해 에너지 생성 저하 [주1]
- 갑상선 기능 저하증: 기초 대사율 감소 [주2]
- 부신 기능 저하: 코르티솔 부족으로 기력 저하
- 수면장애: 회복 기전 차단
- 근육 내 젖산 축적: 국소 피로 유발
- 만성 감염 혹은 염증: 면역계 지속 활성화로 인한 자원 소모 [주3]

모두 ATP 생성이 '잘되지 않아서 생긴 문제'로 귀결된다.

이런 해석은 진단명과 약물치료로 이어지며,
피로는 '치료해야 할 증상'이 된다.

생존학적 해석: ATP가 소모된 결과, 그리고 신호

하지만 다른 시선으로도 볼 수 있다.

'혹시 ATP는 잘 만들어지고 있지만,
너무 많이 쓰이고 있어서 그런 것은 아닐까?'

현대인은 너무 많은 정보를 보고,
매우 많은 일을 동시에 하며,
끊임없이 신경을 곤두세운 채 살아간다.

즉, ATP는 만들어지지만,
'과도하게 소모되고 있는 상태'일 수 있다.
ATP가 급속히 소모되면 그 부산물로
아데닌이 남고, 이것이 분해되면서
최종적으로 요산(Uric Acid)이 생성된다. [주4]

피로는 바로 이 과정에서 몸이 보내는
첫 번째 경고음일 수 있다.

피로는 요산의 말이다

ATP가 고갈되면 생존의 효율이 급격히 떨어진다.
그러나 뇌는 생명을 유지하기 위해
에너지 재분배를 시도한다.
그 신호가 바로 피로감(fatigue)이다.

피로는 움직이지 말라는 신호다.
피로는 몸을 더 쓰지 말라는 에너지 절약 요청이다.
피로는 정지하라는 몸의 생존 전략이다.

하지만 우리는 이 신호를 무시한다.
커피를 마시고, 진통제를 먹고,
부신 기능을 자극하는 약을 복용하면서
피로의 메시지를 억눌러버린다.

그러는 사이 요산은 점점 축적되고,
결정형으로 침착되며 다양한 조직 손상과
만성염증을 유발한다.

요산은 단순한 노폐물이 아니다

요산은 흔히 '대사 끝의 쓰레기'로 여겨지지만,
사실상 에너지를 얼마나 소모했는지를
보여주는 지표다. [주5]

- 스트레스 받으면 → ATP 소모 증가 → 요산 증가
- 뇌를 과하게 쓰면 → 신경계 ATP 소모 → 요산 증가
- 자율신경 긴장 → 지속적 대사 항진 → 요산 증가

요산은 몸이 '너무 열심히 살고 있다'라고 말하는
생화학적 언어다.

피로를 억제하면, 병이 된다

문제는 피로를 '없애야 할 증상'으로 볼 때 생긴다.
피로를 억제하면 몸은 더 큰 소리로 경고한다.

처음에는 피로
다음에는 통증

그다음에는 염증

결국에는 병

증상은 점점 더 강해지고,
몸은 점점 더 절박하게 메시지를 보내게 된다.

피로를 치료하는 가장 좋은 방법

피로를 치료하는 가장 좋은 방법은
'ATP를 보존하고, 요산을 줄이는 삶'이다.

충분히 쉬고
기분 좋은 자극을 추구하고
수분을 충분히 섭취하며
마음의 쓰임을 줄여야 한다.

그리고 무엇보다 다음 문장을 기억하라.

"피로는 고장이 아니라,
지금 나를 살리려는 몸의 말이다."

고통이 줄어드는 핵심 포인트

피로는 질병이 아니다. 메시지다

피로는 몸이 보내는 최초의 언어다.
가장 정직하고, 가장 자주 들리며,
가장 무시당하는 언어.
이 피로를 억누르기보다는 해석하는 것이
진짜 치유의 시작이다.

> "이제 나는 피로를 억제하지 않는다.
> 그 피로는 몸이 나에게 '살고 싶다'라고
> 말하는 방식이기 때문이다."

생존학적 관점: 다르게 보면 고통이 줄어든다

참고문헌

[주1] Weiss G, Goodnough LT. Anemia of chronic disease. N Engl J Med. 2005;352:1011–1023.

[주2] Chaker L et al. Hypothyroidism. Lancet. 2017;390(10101):1550–1562.

[주3] Pedersen BK, Hoffman-Goetz L. Exercise and the immune system: regulation, integration, and adaptation. Physiol Rev. 2000;80(3):1055–1081.

[주4] Johnson RJ et al. Uric acid: a danger signal from the RNA world that may have a role in the epidemic of obesity, metabolic syndrome, and cardiorenal disease. J Intern Med. 2020;287(4):316–333.

[주5] Maiuolo J et al. Regulation of uric acid metabolism and excretion. Int J Cardiol. 2016;213:8–14.

ON OFF

관절염: 통증이라는 경고음

이 소리는
멈추라는 말이다.

아플 때마다 약을 찾는다

무릎이 욱신거리고, 손가락 마디가 붓고,
날씨가 흐리면 더 쑤시는 관절들.

의사는 이렇게 말한다.
"염증 수치가 높아요.
퇴행성 변화가 시작됐어요.
진통소염제를 드릴게요.
통증을 먼저 잡아야 합니다."

생존학적 관점: 다르게 보면 고통이 줄어든다

환자는 아픈 부위를 움켜쥔 채 묻는다.
"왜 이렇게 아픈 걸까요?"

병리학적 해석: 관절의 마모와 염증

병리학적으로 관절염은 크게 두 가지로 분류된다.

- 퇴행성 관절염(골관절염, OA) [주1]
    → 노화, 과사용, 관절연골의 점진적 손상
- 류머티즘 관절염(RA) [주2]
    → 면역계 이상으로 인한 자가면역 반응
    → 활막의 염증과 관절 파괴

이 두 가지 모두 염증 반응이 통증과 부종,
운동 제한의 중심에 있다.

치료는 소염제, 진통제, 스테로이드, 면역억제제를
중심으로 구성된다.
증상을 줄이고 염증을 억제하는 것이 주된 목적이다.

생존학적 해석: 통증은 멈추라는 소리다

하지만 다시 물어보자.
'왜 몸은 그 부위를 그렇게 아프게 만들었을까?
정말 그냥 마모되고 망가지기만 했을까?
이 통증은 혹시 그 부위를 쓰지 말라는 명령은 아닐까?'

관절의 움직임은 에너지를 소모한다.
그리고 반복적인 압력은 마찰을 유발한다.
몸은 이 부위에 위험이 누적됐음을 인식하고,
움직임을 제한하려는 반응으로
염증과 통증을 유도할 수 있다. [주3]

즉, 관절염의 통증은 단순한 피해의 결과가 아니라,
더 이상의 피해를 막으려는 몸의 사전 대응일 수 있다.

요산과 면역 반응: 보이지 않는 적

관절염을 다시 보려면, 요산을 빼놓을 수 없다.
ATP가 과소비되면 요산이 증가하고

용해되지 못한 요산은
결정형으로 관절 주변에 침착되며
면역세포는 이를 '이물질'로 인식하고
공격을 시작한다. [주4]
그 결과 염증 반응이 발생하고, 통증이 유도된다.
이런 메커니즘은 통풍에서 명확히 드러나지만,
실제로 류머티즘 관절염, 퇴행성 관절염에서도
요산의 역할이 점점 밝혀지고 있다.

즉, 관절의 염증은
요산이라는 위협을 제거하려는 면역계의 반응이자,
더 이상의 마찰을 막으려는 생존적 제동 장치일 수 있다.

억제하면 멈추지만, 치유되지는 않는다

진통소염제는 이 경고음을 잠시 꺼준다.
스테로이드는 강제로 염증을 억제한다.
그러나 이 방식은
몸이 보내는 중요한 신호를 묵살하는 것이다.
수리 공정을 중단하고, 경고등을 꺼버린 채

운전을 계속하는 것과 같다.
증상은 줄어들지만,
손상은 더 깊어질 수 있다. [주5]

회복을 위한 진짜 길

관절의 통증을 회복으로 이끄는 길은 다음과 같다.

- ATP 소모를 줄이고,
- 요산 생성을 억제하며,
- 면역 반응을 완화시키고,
- 관절의 회복을 도울 수 있는 환경을 만들어야 한다.

즉, 몸이 '멈춰 달라'고 말할 때
멈추는 것이 치유의 시작이다.

고통이 줄어드는 핵심 포인트

통증은 고장이 아니라 언어다

관절염의 통증은 몸이 말하는 것이다.
'이 부위는 피로했고,
지금은 회복이 필요하다'라고.
그 말에 귀 기울이지 않으면,
몸은 더 큰 소리로 말할 것이고,
결국에는 움직임 자체를 빼앗는다.

> "관절염은, 몸이 스스로 지키는 방식이다.
> 통증은 멈추라는 말이지,
> 고장이 났다는 뜻이 아니다."

참고문헌

[주1] Loeser RF et al. Osteoarthritis: a disease of the joint as an organ. Arthritis Rheum. 2012;64(6):1697–1707.

[주2] Smolen JS et al. Rheumatoid arthritis. Lancet. 2016;388(10055):2023–2038.

[주3] Sluka KA, Gregory NS. The dichotomized role for muscle in chronic musculoskeletal pain. Pain. 2015;156 Suppl 1:S31–S38.

[주4] Dalbeth N et al. Mechanisms of disease: gout and crystal arthropathies. N Engl J Med. 2016;374(6):584–593.

[주5] McGettigan P, Henry D. Use of non-steroidal anti-inflammatory drugs that elevate cardiovascular risk: an examination of sales and essential medicines lists in low-, middle-, and high-income countries. PLoS Med. 2013;10(2):e1001388.

불면, 공황, 감정 이상: 뇌의 외침

잠 못 드는 밤,
뇌는 우리에게 무언가를 말하고 있다.

자려고 해도 잠이 오지 않는다

눈은 감았지만, 생각은 쉬지 않는다.
심장은 괜히 두근거리고,
가슴이 막히는 듯한 불안감이 밀려온다.
공황, 불면, 우울, 초조, 예민함…
이 증상들은 도무지 '마음'의 문제만으로 설명되기 어렵다.

의사는 말한다.
"불안장애입니다.
항불안제를 드릴게요."

하지만 우리는 이렇게 물을 수 있어야 한다.
'뇌는 왜 이렇게 반응하는 걸까?'
'정말 이것은 잘못된 반응일까?
아니면 무언가를 말하려는 걸까?'

병리학적 해석: 신경전달물질의 불균형

정신의학은 감정 이상을 이렇게 설명한다. [주1]

- 세로토닌, 도파민, 노르에피네프린 등 신경전달물질의 불균형
- 아미그달라 과활성 → 불안 및 공포 반응
- 전전두엽 억제 기능 저하 → 감정 조절 장애
- 자율신경계 과흥분 → 불면, 공황, 심박 증가 등

이 모든 해석은 '흥분된 뇌'는 억제되어야 한다는
방향으로 이어진다. [주2]

그래서 약물은 신경 전달을 조절하거나
억제성 시스템을 강화하려는 방식으로 작동한다.

생존학적 관점: 다르게 보면 고통이 줄어든다

하지만 과연 억제만이 해법일까?

생존학적 해석: 뇌는 지금, 위기 상황을 감지하고 있다

생존학적 관점에서 던진 질문처럼,
불면과 공황은 뇌의 고장이 아니라, '경고'일 수 있다.
뇌는 매우 민감하다.

ATP가 고갈되고, 요산이 축적되며,
산소와 포도당의 대사가 어긋나면
뇌는 '위기'로 인식한다.

특히 편도체(아미그달라)는
공포와 생존 본능을 담당하는 구조로,
요산과 산화 스트레스에 민감하게 반응한다. [주3]

'지금은 움직이지 말고 대비하라.'
'지금은 잠들 수 없다. 살아남아야 한다.'

불면과 공황은 이런 내적 경고 시스템의 결과일 수 있다.

감정은 ATP의 반응이다

감정은 단순한 '느낌'이 아니다.
감정은 육체적 에너지인 정(精)의 소비,
즉 ATP의 실질적 사용 방식이다.

불안, 분노, 공포, 슬픔은
→ 몸 전체의 긴장과 에너지 소모를 동반한다.
기쁨, 만족감, 안정감은
→ ATP 보존과 회복을 유도한다. [주4]

감정의 흐름은 곧 에너지 대사의 흐름이다.
불면과 공황은
지속적인 ATP 고갈 상태에서
에너지를 소진하지 않기 위해 작동하는
뇌의 제동 장치일 수 있다.

요산, 아미그달라, 자율신경계의 삼각 구조

- ATP 고갈 → 요산 증가
- 요산 축적 → 뇌의 산화 스트레스 증가
- 아미그달라 과활성 → 공포 감정, 자율신경계 긴장
- 교감신경 항진 → 심박수 증가, 각성 상태 지속

불면, 공황, 감정 기복
이 흐름은 뇌가 단순히 '흥분된 것'이 아니라,
살아남기 위한 집중모드에 들어간 것임을 보여준다. [주5]

억제보다 경고를 해석하는 것이 먼저다

약물은 뇌의 경고음을 줄일 수 있다.
하지만 원인을 없애지는 못한다.
경고를 억누르면,
몸은 더 강한 방식으로 말하게 된다.
중요한 것은
뇌가 왜 그렇게까지 각성할 수밖에 없었는지를
이해하는 것이다.

2장. 병은 반응이다. 병리학에서 생존학으로

회복의 실마리: 뇌의 신호를 수용하는 것

스트레스 인식 수준을 낮추고
ATP 과소비를 막고
요산을 줄이고
수면 환경을 회복하고
감정을 억제하기보다 흘려보내고
해석할 수 있도록 해야 한다.

그때 뇌는 각성이 아닌
안정의 회로를 다시 선택할 수 있다.

고통이 줄어드는 핵심 포인트

불면과 공황은 뇌의 외침이다

우리는 그 외침을 억제하려 해왔다.
하지만 그것은 몸이 말하는 방식이다.
지금 너무 지쳤고, 너무 많이 써왔고,
그래서 더는 침묵할 수 없었던 것이다.

> "불면은 뇌의 외침이다.
> 그 말에 귀 기울이지 않으면,
> 몸은 더 큰 소리로 말하게 된다."

2장. 병은 반응이다. 병리학에서 생존학으로

참고문헌

[주1] Nutt DJ, Malizia AL. Structural and functional brain changes in posttraumatic stress disorder. J Clin Psychiatry. 2004;65(Suppl 1):11–17.

[주2] Baldwin DS et al. Evidence-based pharmacological treatment of generalized anxiety disorder. Int J Neuropsychopharmacol. 2011;14(5):697–710.

[주3] Roozendaal B et al. Stress, memory and the amygdala. Nat Rev Neurosci. 2009;10(6):423–433.

[주4] Barrett LF et al. The theory of constructed emotion: an active inference account of interoception and categorization. Soc Cogn Affect Neurosci. 2017;12(1):1–23.

[주5] Johnson RJ et al. Uric acid: A danger signal from the RNA world that may have a role in the epidemic of obesity, metabolic syndrome, and cardiorenal disease. J Intern Med. 2020;287(5):503–525.

혈관과 순환계의
방어 전략

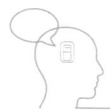

뇌출혈과 뇌경색: 혈관의 최후 수단
고혈압: 압력을 높여 산소를 보내는 전략
고지혈증: 지방은 수리공이다

ON OFF

뇌출혈과 뇌경색: 혈관의 최후 수단

이것은 망가짐이 아니라
마지막 시도일 수 있다.

갑작스러운 마비, 의식 저하… 그리고 진단

한쪽 팔다리에 힘이 빠지고, 말이 어눌해지고,
심한 경우 갑작스러운 의식 소실과 함께 쓰러진다.
응급실에 실려 간 뒤 CT 혹은 MRI 결과가 나온다.

"뇌출혈(또는 뇌경색)입니다."

뇌혈관 질환은 순간의 문제로 보이지만,
사실 그 이전부터 수년간 축적된 변화와
긴장 상태가 존재한다.

병리학적 해석: 혈관이 터졌거나 막혔다

의학적 설명은 명확하다.

- 뇌출혈: 고혈압, 외상, 혈관 이상으로 인해 뇌혈관이 터진 상태 [주1]
- 뇌경색: 혈관이 동맥경화나 혈전으로 막혀 뇌에 산소 공급이 중단된 상태 [주2]

이 모든 병리적 현상은 혈류의 흐름이 갑작스럽게 중단되거나 넘쳐나는 상태로 해석된다.

치료의 목표는 명확하다.
혈압 조절, 항응고제, 수술, 그리고 손상 부위 최소화.
하지만 한 가지를 묻지 않는다.

'왜 뇌는 이런 방식으로 반응했을까?'

생존학적 해석: 산소를 보내기 위한 혈관의 분투

뇌는 체중의 2%에 불과하지만
몸 전체 산소의 약 20%를 사용한다.
그러나 저장 능력은 없다. [주3]
단 몇 분만 산소가 공급되지 않아도
뇌세포는 되돌릴 수 없는 손상을 입는다.

이 상황에서 뇌는 어떻게든 산소를 확보하려 한다.
혈압을 높이고
혈관을 수축시켜 중심 혈류를 유지하고
필요하다면 주변 조직의 혈류를 줄여
중심부로 산소를 보내려 한다.

이 모든 반응은 뇌의 절박한 생존 전략이다.
그러나 그 시도가 한계를 넘었을 때,
혈관은 터지거나 막히는 방식으로 파국에 이른다.

뇌출혈과 뇌경색은 '결과'이지 '원인'이 아니다.

고혈압은 흔히 뇌출혈의 원인으로 지목된다.
하지만 사실상 고혈압은 이미 위기를 인식한
뇌의 방어 반응이다. [주4]
산소가 부족하고, 대사가 무너지고 있을 때
뇌는 어떻게든 혈류를 높이려 한다.

- 뇌출혈은 과도한 압력 증가의 파열
- 뇌경색은 혈관 내부의 구조적 대응 실패

즉, 두 사건 모두 뇌의 입장에서는
마지막까지 생존을 위한 조절을 시도한 끝에
일어난 일이다.

요산과 산소 부족

저자가 강조하는 요산의 역할은 여기서도 중요하다.
스트레스 상황에서 ATP 소모가 급격히 증가하고
요산은 그 대사 부산물로 축적된다.

요산은 산소 소모를 억제하는 방향으로

뇌 대사를 조절하고 [주5]
심한 경우, 뇌는 일부 부위를 의도적으로
차단하거나 절전모드로 전환한다.

이 과정에서 뇌는
일부 희생을 감수해서라도
전체 생존을 도모하는 전략을 선택한다.
그 결과가 경색 혹은 출혈일 수 있다.

억제보다 먼저 해석해야 할 것

혈압을 무조건 낮추는 것이 능사가 아닐 수 있다.
산소가 필요한 상황에서 혈압을 급격히 낮추면
오히려 더 큰 뇌 손상을 초래할 수 있다.
중요한 것은 뇌가 왜 그토록 압력을 올렸는지,
왜 산소를 요구했는지를 해석하는 것이다.

회복의 실마리: 혈관이 말한 것을 듣는 것

스트레스를 줄이고
ATP 과소비를 억제하며
요산 축적을 방지하고
뇌의 에너지 대사를 안정화시킬 필요가 있다.
그때 뇌는 극단적인 방식의 산소 확보 전략을
선택하지 않을 수 있다.

고통이 줄어드는 핵심 포인트

뇌혈관은 마지막까지 싸운다

뇌출혈과 뇌경색은 단순한 파괴가 아니다.
몸이, 뇌가, 마지막까지 생명을 유지하려던
전략의 마지막 단계다.
우리는 그 반응을 고장으로 볼 것이 아니라,
절박한 생존 시도로 봐야 한다.

> "뇌는 죽지 않기 위해
> 자신의 일부를 희생하는
> 선택을 할 수 있다.
> 그 선택을 우리는
> '뇌혈관 질환'이라고 부른다."

생존학적 관점: 다르게 보면 고통이 줄어든다

참고문헌

[주1] Qureshi AI et al. Intracerebral hemorrhage. Lancet. 2009;373(9675):1632–1644.

[주2] Campbell BCV, Khatri P. Stroke. Lancet. 2020;396(10244):129–142.

[주3] Attwell D, Laughlin SB. An energy budget for signaling in the grey matter of the brain. J Cereb Blood Flow Metab. 2001;21(10):1133–1145.

[주4] Heistad DD, Marcus ML. Role of vasa vasorum in nourishment of the aorta. Am J Physiol. 1979;237(3):H266–H272.

[주5] Chen X et al. Uric acid and the risk of stroke: a systematic review and meta-analysis. Eur J Neurol. 2014;21(1):101–106.

ON OFF

고혈압: 압력을 높여 산소를 보내는 전략

이것은 과잉이 아니라
조절이다.

고혈압이라는 이름의 범인

"혈압이 140이 넘네요.
이제 생활습관을 조절하거나
약을 복용하도록 해야 할 것 같아요."

고혈압은 흔히 침묵의 살인자로 불린다.
자각 증상은 없지만,
방치하면 뇌출혈, 심근경색, 신부전 등
수많은 합병증으로 이어진다는 공포가 따라붙는다.

생존학적 관점: 다르게 보면 고통이 줄어든다

하지만 이 '살인자'는
사실은 몸이 살기 위해 선택한 전략일 수 있다.

병리학적 해석: 혈압이 높으면 안 된다

병리학은 말한다.
혈압이란 혈관 벽을 때리는 혈액의 압력이다.
이 압력이 높아지면 혈관은 손상되고,
심장은 무리하게 혈액을 내보내야 하며,
결국 심장비대, 뇌출혈, 신장 손상 등으로 이어진다. [주1]
그래서 고혈압은 반드시 조절해야 할 '수치'로 간주된다.

대부분의 치료는 다음과 같다.

- 혈관을 이완시키는 약물(ACEi, ARB, CCB 등)
- 체액량을 줄이는 이뇨제
- 교감신경을 억제하는 베타차단제 등

그런데도 많은 환자가
약을 써도 혈압이 쉽게 떨어지지 않고,

떨어뜨리면 오히려 더 어지럽고 피곤하다고 말한다.

왜일까?

생존학적 해석: 압력은 산소를 보내기 위한 수단

몸이 스스로 혈압을 높인 이유를 이렇게 물어보자.

'어딘가 산소가 부족했던 것은 아닐까?
그 부위에 더 많은 혈류를 보내기 위해
압력을 올린 것은 아닐까?'

혈압이란 본질적으로
조직에 산소와 영양을 보내기 위한 압력 조절 장치다.
만약, 세포가 ATP를 만들지 못하고,
요산이 증가하며 대사가 무거워지고,
혈액 점도가 올라가 흐름이 둔해졌다면
몸은 더 많은 혈류를 보내기 위해
의도적으로 압력을 높이는 전략을 선택할 수 있다. [주2]

생존학적 관점: 다르게 보면 고통이 줄어든다

나트륨과 뇌의 보호 전략

나트륨은 수분을 붙잡는 능력이 있다.
고염식은 혈액량을 늘려 혈압을 높이는 요인이 되지만,
그 안에는 숨은 생존 전략이 있을 수 있다.

'혹시 뇌가, 산소 공급을 확보하기 위해
일부러 체액을 늘리고, 혈압을 올리려는 의도를
가진 것은 아닐까?' [주3]

특히 뇌와 신장은 산소에 매우 민감한 기관이다.
이 기관들이 지속적인 에너지 부족을 겪는다면,
몸은 그 부위로의 혈류를 유지하기 위해
중심부 압력을 높이는 방식으로 작동할 수 있다.

요산과 고혈압의 숨은 연결

생존학적 관점의 핵심 개념대로라면,
고혈압은
ATP 과소비

→ 요산 축적
→ 혈액 점도 증가
→ 압력 상승이라는
하나의 연쇄 반응의 일부로 볼 수 있다. [주4]

요산이 혈액 내에서 포화 상태가 되면
혈관 내피는 자극받고 염증 반응이 유발되며
산소 공급이 어려워지고
이에 따라 혈압을 올려 보상하려는
순환계의 반응이 나타난다.

즉, 고혈압은 병이 아니라, 반응이다.
그 반응의 목적은 단 하나다.

'산소를 보내야 한다.'

수치만 낮추면 위험해진다

고혈압을 약으로 강제 조절하면
뇌로 가는 혈류량이 줄 수 있고,

말초 조직은 더 극심한 산소 부족에 빠질 수 있다.
특히 ATP 대사가 이미 어려운 상태에서는
무리한 혈압 조절이 뇌경색이나
실신, 신장 기능 저하로 이어질 수 있다. [주5]

그러므로 중요한 것은
수치를 낮추는 것보다, 압력을 높일 수밖에 없었던
상황을 이해하는 것이다.

회복의 실마리: 압력을 내릴 조건을 만들어라

고혈압을 근본적으로 해결하려면
몸이 스스로 압력을 높이지 않아도 될 정도로
대사 환경을 개선해야 한다.

- 요산을 낮추고
- 수분을 충분히 섭취하고
- ATP의 낭비를 줄이며
- 자율신경계를 안정화해야 한다.

그러면 혈관은 스스로 긴장을 풀 것이고,
압력은 저절로 내려간다.

고통이 줄어드는 핵심 포인트

고혈압은 몸의 의도다

고혈압은 고장이 아니라,
산소를 보내기 위한 조절의 결과일 수 있다.
의학은 혈압을 억제하려고 하지만,
몸은 혈압을 올려서라도
살고 싶은 부위에 산소를 보내고 싶었을 뿐이다.

"고혈압은 생존을 위한 압력이다.
우리가 해야 할 일은
그 압력이 필요 없도록 도와주는 것이다."

참고문헌

- [주1] Whelton PK et al. 2017 ACC/AHA/AAPA/ABC/ACPM/AGS/APhA/ASH/ASPC/NMA/PCNA guideline for the prevention, detection, evaluation, and management of high blood pressure in adults. J Am Coll Cardiol. 2018;71(19):e127-e248.
- [주2] Grassi G et al. Sympathetic overdrive and hypertension. Hypertension. 2010;55(2):318-324.
- [주3] He FJ, MacGregor GA. Salt, blood pressure and cardiovascular disease. Curr Opin Cardiol. 2007;22(4):298-305.
- [주4] Feig DI et al. Uric acid and cardiovascular risk. N Engl J Med. 2008;359(17):1811-1821.
- [주5] Mancia G et al. Blood pressure targets for the treatment of people with hypertension and cardiovascular disease. Eur Heart J. 2016;37(42):3000-3008.

ON OFF

고지혈증: 지방은 수리공이다

콜레스테롤은 나쁜 게 아니라
필요한 것이다.

수치가 높다고 모두 나쁜 것은 아니다

정기 건강검진을 받으면 빠지지 않는 항목이 있다.
바로 총 콜레스테롤, LDL,[*] HDL,[**] 중성지방(TG).[***]

검사 결과, LDL 수치가 기준보다 높으면

---

[*] LDL: 혈관에 콜레스테롤을 쌓아 죽상경화를 일으키는 '나쁜 콜레스테롤'로 알려져 있다.
[**] HDL: 혈관에서 콜레스테롤을 제거하는 '좋은 콜레스테롤'로 알려져 있다.
[***] 중성지방(TG): 혈액 속 에너지 저장용 지방으로, 높으면 대사질환 위험이 증가한다.

의사는 말한다.
"고지혈증입니다. 스타틴을 처방하겠습니다."

콜레스테롤은 언제부턴가 '심혈관 질환의 주범',
그리고 '혈관을 막는 기름 덩어리'로 낙인찍혔다.
하지만 정말 그럴까?

병리학적 해석: 콜레스테롤이 혈관을 막는다?

전통적인 병리학적 설명은 다음과 같다.

LDL 콜레스테롤이 혈관 내벽에 침착되며
면역세포가 이를 제거하려다 염증 반응이 생기고
그 결과 죽상경화(atherosclerosis)*가 진행되며
혈관이 좁아지고, 심하면
심근경색이나 뇌졸중으로 이어진다. [주1]

이러한 해석은 'LDL은 나쁘다 → 낮춰야 한다'라는

---

* 죽상경화(atherosclerosis): 혈관 벽에 콜레스테롤과 지방이 쌓여 혈관이 좁아지고 딱딱해지는 현상이다.

공식으로 이어진다.

그래서 환자들에게 지질강하제가 처방된다.

하지만 콜레스테롤은 단순한 기름이 아니다.
사실은 생명을 유지하기 위한 핵심 물질이다.

생존학적 해석: 콜레스테롤은 수리공이다

콜레스테롤은 우리 몸에서 다음과 같은 역할을 한다. [주2]

- 세포막의 재료
- 성호르몬의 원료
- 부신 호르몬(코르티솔, 알도스테론 등)의 재료
- 비타민D 합성 전구체
- 담즙산 합성의 필수 요소

특히 중요한 것은 이것이다.

'콜레스테롤은 손상된 혈관을 수리하는 데 사용된다.'

즉, 콜레스테롤이 혈관에 붙는 것은
'막으려는 의도'가 아니라, '수리하려는 전략'일 수 있다.

혈관 손상 → 콜레스테롤 호출 → 염증 반응

혈관은 매일같이 산화 스트레스, 당독소, 요산 결정,
고혈압 등으로 인해 손상된다.
이때 몸은 그 부위를 복구하려 한다.
그때 콜레스테롤이 동원된다.
콜레스테롤은 수리 도구로서 손상 부위로 보내지고,
면역세포는 그 과정에 참여하면서 염증 반응이 발생한다.
문제는 이 수리 작업이 지속될 때다.
염증이 끝나지 않으면 콜레스테롤도 계속 쌓이고,
죽상경화가 가속화된다.

그러나 처음부터 콜레스테롤이 문제였던 것은 아니다.
처음의 시작은 '혈관 손상'이었고,
콜레스테롤은 그 결과로서의 보수공이다.

요산과 혈관 손상

생존학적 관점에서 중요한 연결점은 요산이다.
스트레스로 ATP가 고갈되면 요산이 증가하고
혈액 내 요산이 높아지면 결정형으로 변하면서
혈관을 자극하고
그 자극이 반복되면 혈관 내피가 손상되고,[주3]
이때 콜레스테롤이 수리공으로 투입된다.

즉, 고지혈증은 요산이 만든 '피로한 혈관'을
수리하려는 과정일 수 있다.

억제보다 회복이 먼저다

콜레스테롤 수치를 억제하면
당장은 수치가 좋아 보일 수 있다.
그러나 혈관 손상의 원인이 해결되지 않으면
몸은 더 많은 콜레스테롤을 만들어내고,[주4]
더 강한 염증과 더 복잡한 문제로 이어진다.

요산을 줄이지 않고
혈관 스트레스를 줄이지 않고
단지 수치만 낮춘다면,
회복은커녕 회피에 가깝다.

회복을 위한 진짜 전략

ATP 과소비를 줄여 요산 생성을 줄이고
산화 스트레스를 줄여 혈관을 보호하며
염증을 가라앉히는 내적 환경 개선이 필요하다.
콜레스테롤을 억제하기보다,
콜레스테롤이 왜 호출됐는지를 먼저 물어야 한다.

고통이 줄어드는 핵심 포인트

콜레스테롤은 나쁜 것이 아니다

콜레스테롤은 몸이 보내는 수리공이다.
문제는 수리 대상이 너무 많다는 것이다.
수치를 낮추는 것보다
손상이 발생하는 이유를
제거하는 것이 먼저다.

> "고지혈증은 몸이 혈관을
> 고치고 있다는 뜻이다.
> 지방은 막는 것이 아니라
> 보호하려는 것이다."

참고문헌

[주1] Libby P et al. Inflammation and atherosclerosis. Circulation. 2002;105(9):1135–1143.

[주2] Dietschy JM, Turley SD. Thematic review series: brain Lipids. Cholesterol metabolism in the central nervous system during early development and in the mature animal. J Lipid Res. 2004;45(8):1375–1397.

[주3] Feig DI et al. Uric acid and cardiovascular risk. N Engl J Med. 2008;359(17):1811–1821.

[주4] Ference BA et al. Low-density lipoproteins cause atherosclerotic cardiovascular disease. Eur Heart J. 2017;38(32):2459–2472.

대사와 에너지의 재분배

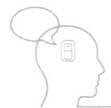

당뇨: 에너지의 재분배 프로그램
갑상선 저하증: 대사를 낮추는 전략
요산: 모든 병의 숨은 공통 분모
통풍: 요산 결정의 역설적 방어선

ON OFF

당뇨: 에너지의 재분배 프로그램

세포는 지금
받아들이지 않기로 결정했다.

혈당이 높다는 두려움

"공복 혈당이 130이에요.
HbA1c(당화혈색소)도 6.5 넘었고요."

의사의 말은 단호하다.
"초기 당뇨입니다. 이제 약을 시작해야 해요."

혈당 수치가 높다는 말은 많은 사람에게 공포를 준다.

'췌장이 망가졌나?'

'합병증이 무서운데….'
'이제 평생 약 먹어야 하나?'

하지만 이 질문은 하지 않는다.

'왜 세포는 당을 받아들이지 않기로 했을까?'

병리학적 해석: 인슐린 작동 실패

의학에서는 당뇨를 이렇게 설명한다.

- 제1형 당뇨: 췌장의 β세포 파괴
    → 인슐린 분비 자체가 안 됨.
- 제2형 당뇨: 인슐린은 충분한데, 세포가 반응하지 않음
    → 이를 '인슐린 저항성(insulin resistance)'이라고 한다. [주1]

결과적으로 포도당이 세포 안으로 들어가지 못해
혈액 내에 고혈당 상태가 유지되며,
혈관과 장기에 다양한 손상을 일으킨다. [주2]

치료는 인슐린을 보충하거나
인슐린 감수성을 높이는 약을 사용하는 것이다.
하지만, 인슐린 저항성이란 과연 '실패'일까?

생존학적 해석: 에너지를 받아들이지 않는 선택

생존학적 관점의 질문은 여기서 시작된다.

'세포가 포도당을 거부하는 것이
정말 고장이 아니라면, 그것은 무엇일까?'

포도당은 에너지원이지만,
동시에 대사에 엄청난 ATP가 있어야 하는 물질이다.
특히 인슐린을 통해 포도당을 받아들이고
이를 ATP로 전환하는 과정은
세포 내에 산화 스트레스, 요산 생성,
미토콘드리아 부담을 유발할 수 있다.

만약 세포가 이미 에너지 과부하 상태라면?
세포는 더 이상 외부 에너지를 감당할 수 없고,

결국 인슐린에 대한 반응을 의도적으로 낮춘다.
즉, 받아들이지 않음으로써
자신을 지키려는 전략이다. [주3]

인슐린 저항성은 거절이다

인슐린 저항성은 단순한 기능 이상이 아니다.
그것은 세포가 다음과 같이 말하는 것이다.

'지금은 더 받을 수 없습니다.'
'이미 충분히 지쳤습니다.'
'당신의 호의(인슐린)를 거절하겠습니다.'

이 전략은 생존을 위한 에너지 재분배 프로그램이다.
뇌, 심장, 신장 등 중요한 기관은 여전히 포도당을 받는다.
말초 조직(근육, 지방)은 포도당 유입을 거부한다.
이런 방식으로 한정된 에너지를 우선순위에 따라
분배하는 것이다.

요산과 당뇨의 생화학적 연결

ATP의 과소비 → 아데닌 대사 → 요산 생성
요산이 축적되면 세포는 산화 스트레스에 노출된다.
이때 세포는 포도당 유입을 차단해
에너지 대사를 억제하려는 반응을 보인다. [주4]
즉, 인슐린 저항성과 고요산혈증은
서로를 반영하는 대사적 경고 신호다.

고혈당은 보호막일 수 있다

혈액 속에 포도당이 많은 것은
세포가 그것을 받아들이지 않았기 때문이다.
그렇다면 고혈당은 단순한 '방치'가 아니라
세포 보호의 부산물일 수 있다. [주5]
물론 고혈당은 장기적으로 독이 된다.
하지만 처음의 시작은
세포를 지키기 위한 선택이었다.

억제보다 이해가 먼저다

혈당을 억제하는 데만 집중하면
세포는 자신이 선택한 방어 전략을 무시당하게 된다.
그 결과 더 큰 대사 혼란과
심혈관계, 신경계, 신장계의 손상이 나타날 수 있다.

중요한 것은
왜 세포가 에너지를 거절했는지를 해석하는 것이다.

회복의 실마리: 세포의 신뢰를 되찾는 것

세포가 다시 포도당을 받아들이기 위해서는
그만큼의 신뢰와 안정이 필요하다.
ATP 과소비를 줄이고
요산과 산화스트레스를 낮추고
순한 에너지 흐름을 회복해야 한다.
그러면 세포는 스스로 문을 연다.
그때 혈당은 자연스럽게 안정된다.

고통이 줄어드는 핵심 포인트

당뇨는 세포가 자신을 지키는 방식이다

인슐린 저항성은 고장이 아니라,
지속 불가능한 에너지 수용을
거부한 선택이다.
그 선택의 배경을 이해하지 않고
무작정 문을 열려 한다면,
세포는 더 강하게 저항할 수밖에 없다.

"당뇨는 고장이 아니다.
세포는 지금, 스스로 지키기 위해
문을 닫은 것이다."

참고문헌

- [주1] American Diabetes Association. 2. Classification and diagnosis of diabetes: Standards of Medical Care in Diabetes—2023. Diabetes Care. 2023;46(Suppl. 1):S19–S40.
- [주2] Forbes JM, Cooper ME. Mechanisms of diabetic complications. Physiol Rev. 2013;93(1):137–188.
- [주3] Shulman GI. Ectopic fat in insulin resistance, dyslipidemia, and cardiometabolic disease. N Engl J Med. 2014;371(12):1131–1141.
- [주4] Johnson RJ et al. Sugar, uric acid, and the etiology of diabetes and obesity. Diabetes. 2013;62(10):3307–3315.
- [주5] Nolan CJ, Prentki M. Insulin resistance and insulin hypersecretion in the metabolic syndrome and type 2 diabetes: Time for a conceptual framework shift. Diabetes Vasc Dis Res. 2019;16(2):118–127.

ON OFF

갑상선 저하증: 대사를 낮추는 전략

지금은
절전모드.

느리고, 무기력하고, 살이 찐다

"체중이 자꾸 늘어요."

"늘 피곤하고, 머리도 멍해요."

"춥고, 피부는 건조하고, 기분도 가라앉아요."

혈액검사를 하면 TSH*가 상승하고, T3·T4**는

---

* TSH: 뇌하수체에서 분비되어 갑상선을 자극해 T3, T4 생성을 조절하는 호르몬이다.
** T3(트라이아이오도타이로닌): 대사 조절에 직접 작용하는 활성형 갑상선 호르몬으로, 세포의 에너지 소비와 산소 이용을 촉진한다.
   T4(티록신): 갑상선에서 가장 많이 분비되는 저장·순환형 호르몬이며, 주로 T3로 전환되어 대사 조절에 관여한다.

생존학적 관점: 다르게 보면 고통이 줄어든다

낮아져 있다.

의사는 말한다.

"갑상선 저하증입니다.

갑상선 호르몬 보충제를 드릴게요."

환자는 묻는다.

"그런데 왜 이렇게 됐을까요?"

병리학적 해석: 호르몬 부족의 결과

의학은 갑상선 저하증을 이렇게 정의한다.

갑상선 호르몬(T3, T4)의 분비가 감소하면,

신진대사율이 저하되고,

전신 에너지 소비가 줄어든다. [주1]

그 원인으로는

자가면역 질환(하시모토 갑상선염),

수술 후, 방사선 치료, 약물,

혹은 특별한 원인 없이도 발생한다. [주2]

갑상선 호르몬 T4는 필요시 T3로 전환되기 때문에

대부분의 치료는 갑상선 호르몬(T4) 보충 요법으로

이루어진다.
수치가 정상화되면 안정이라고 판단한다.

하지만, 어떤 이들은 여전히 피곤하고 우울하다.
왜일까?

생존학적 해석: 몸이 스스로 속도를 늦춘 것이다

생존학적 시선으로 질문을 바꿔보자.

'몸은 왜 굳이 스스로 대사를 낮추려 했을까?'

갑상선 호르몬은 ATP를 생성하는 속도를 높이는
가속페달과 같다.
T3가 많아지면 열이 나고, 대사가 빨라지고,
세포는 더 많은 에너지를 쓰게 된다.

그렇다면 반대로,
T3가 줄어들었다는 것은
몸이 스스로 에너지 사용을 억제한 것이다.

이는 고장이 아니라,
절전모드로 전환한 것일 수 있다. [주3]

ATP가 부족하면 갑상선이 멈춘다

몸이 극심한 스트레스에 노출되면
ATP는 빠르게 소모된다.
요산은 증가하고,
산화 스트레스와 염증이 동반된다.

이때 몸은 반응한다.
부신에서 코르티솔을 분비해 위기에 대응하고,
갑상선 호르몬 생성을 억제해 대사를 줄인다. [주4]
즉, 위기 상황에서 에너지 소비를 줄이기 위한
생존 전략이 작동하는 것이다.
따라서 갑상선 저하증은 단순한 기능 저하가 아니라,
몸이 스스로를 지키기 위한 대사 억제 프로그램이 된다.

부신, 요산, 그리고 갑상선의 연결고리

ATP 소모 → 요산 증가 → 대사 부담 증가
→ 요산 축적 → 세포 스트레스 → 코르티솔 분비
→ 코르티솔 증가 → 갑상선 기능 억제
이러한 생리적 흐름은
갑상선 기능 저하가 시스템 전반의 에너지 위기 상황에서
나타나는 이차적 반응임을 시사한다. [주5]
즉, 원인은 갑상선이 아니라,
에너지 과부하 그 자체일 수 있다.

치료는 억제가 아닌 회복이어야 한다

호르몬 수치만 정상화하는 것은
속도를 억지로 끌어올리는 일과 같다.
정작 연료는 부족한데 말이다.

회복을 위해서는
속도가 아니라 방향을 봐야 한다.
요산을 줄이고

에너지 낭비를 줄이며
부신 기능을 회복하고
자율신경계를 안정화해야 한다.
그때, 몸은 스스로 가속페달을 밟을 준비가 된다.

고통이 줄어드는 핵심 포인트

느림은 고장이 아니다

피로, 냉증, 무기력함…
이 모든 증상은
몸이 '덜 쓰고 오래 버티기 위한'
전략일 수 있다.

갑상선 저하증은 '느려짐'이 아니라
'지속 가능한 에너지 사용 방식으로의
조정'일 수 있다.

> "지금 몸은 절전모드에 들어갔다.
> 살기 위해, 오래 버티기 위해
> 스스로 속도를 줄인 것이다."

생존학적 관점: 다르게 보면 고통이 줄어든다

참고문헌

[주1] Garber JR et al. Clinical practice guidelines for hypothyroidism in adults: cosponsored by the American Association of Clinical Endocrinologists and the American Thyroid Association. Endocr Pract. 2012;18(6):988–1028.

[주2] Chaker L et al. Hypothyroidism. Lancet. 2017;390(10101):1550–1562.

[주3] Mullur R et al. Thyroid hormone regulation of metabolism. Physiol Rev. 2014;94(2):355–382.

[주4] Fekete C, Lechan RM. Central regulation of hypothalamic-pituitary-thyroid axis under physiological and pathophysiological conditions. Endocr Rev. 2014;35(2):159–194.

[주5] Johnson RJ et al. Uric acid: more to learn, more to do. Kidney Int. 2020;97(2):299–302.

ON [ ] OFF

요산: 모든 병의 숨은 공통 분모

보이지 않는 요산이
몸의 흐름을 막고 있었다.

보이지 않지만, 모든 곳에 있다

혈압, 혈당, 콜레스테롤…
우리는 수많은 수치를 관리한다.
하지만 요산 수치에 주목하는 사람은 드물다.
심지어 통풍이 아닌 이상
요산은 '별 의미 없는 수치'처럼 취급되기도 한다.

그러나 생존학적 관점은 전혀 다르다.

'요산은 질병의 흔적이 아니라,

그 병을 만든 에너지의 흐름을 반영하는
생화학적 언어다.'

병리학적 해석: 요산은 대사의 끝, 쓰레기?

의학적으로 요산은 이렇게 설명된다.

- ATP의 구성 성분인 퓨린(purine)*이 분해되어
  만들어지는 물질
- 간에서 생성되고, 주로 신장을 통해 배출됨
- 과도하게 축적되면 → 통풍, 신장결석,
  고혈압, 심혈관 질환 등과 관련 [주1]
- 고단백 식단, 음주, 과당 섭취, 유전 등이 주요 원인

즉, 요산은 대사의 말단 부산물이자
가능하면 빨리 배출해야 할 '노폐물'로 인식된다.

하지만 이 질문은 잘 하지 않는다.

---

* 퓨린(purine): DNA·RNA의 구성 성분인 핵산의 기본 단위로, 분해되면 요산을 생성한다.

'요산이 왜 생겼는가?'
'왜 그 시점에서 그만큼의 요산이 축적됐는가?'

생존학적 해석: 요산은 에너지 과소비의 흔적

요산은 단순한 쓰레기가 아니다.
그것은 세포가 에너지를 얼마나 소모했는지를
말해주는 지표다. [주2]

ADP[*] → AMP[**] → 이노신[***] → 잔틴[****] → 요산
에너지를 과소비하게 되면 ATP는 분해되고
그 찌꺼기는 최종적으로 요산으로 전환된다.
이 흐름은 극심한 에너지 위기 상황에서 가속화된다. [주3]

---

[*] ADP: ATP에서 인산기가 하나 떨어진 상태.
[**] AMP: ADP에서 인산기가 하나 떨어진 상태.
[***] 이노신: AMP에서 인산기가 떨어진 상태.
[****] 잔틴: 퓨린 대사의 중간 산물. 요산으로 전환되지 못하면 잔틴 결석(xanthine stone)이 생긴다.

생존학적 관점: 다르게 보면 고통이 줄어든다

즉, 요산은 이렇게 말하고 있다.

'지금 당신은 너무 많이 쓰고 있다.'
'이것은 과소비의 흔적이다.'
'이 상태가 계속되면, 더 큰 손상이 온다.'

요산은 '병'이 아니라, '몸의 메시지'

요산이 중요한 이유는
그 자체가 병을 일으킨다기보다
모든 병의 배경에 존재하기 때문이다.

- 통풍: 결정형 요산의 관절 침착
- 고혈압: 요산에 의한 혈관 내피 손상
- 당뇨: 인슐린 저항성과 요산의 상관성
- 치매: 요산에 의한 신경 염증과 대사 스트레스
- 자가면역질환: 조직 내 요산 결정 → 만성 자극
- 암: ATP 고갈 + 고요산 상태에서의 대사 왜곡
- 불면/공황: 뇌의 요산 스트레스와 편도체 과활성
- 신장 질환: 요산 배설 실패의 누적 결과

이 모든 흐름에 요산이 조용히
그러나 확실히 개입되어 있다.

혈액 수치보다 더 중요한 것: 조직 내 침착

요산의 진짜 문제는
혈액 속에 '떠 있는 수치'가 아니라,
조직 안에 침착된 결정형 요산이다. [주4]
이 결정은 염증과 통증을 유발하고
미세 순환을 방해하며
회복을 방해하고,
만성 피로와 감정 기복, 자율신경계 이상에
영향을 준다. [주5]

그런데 우리는
요산이 핏속에 없으면 괜찮다고 착각한다.

요산은 몸이 숨기려 한 과거

요산은 지나간 에너지의 기록이다.

몸이 썼던 감정, 긴장, 분노, 과도한 집중,
억눌린 감정들…
그 모든 '쓴 에너지'가 요산으로 남는다.

몸은 그것을 조직 깊숙한 곳에 보관해둔다.
피로, 관절통, 무기력…
그것은 요산이 말하고 있는 것일 수 있다.

회복의 실마리: 요산을 이해하는 것부터

ATP를 아끼고
과소비를 멈추고
충분한 수분과 휴식을 취하고
요산을 배출할 수 있는 환경(온도, 혈류, 해독경로)을
회복해야 한다.

그때, 몸은 결정형 요산을 녹이고
다시 흐를 수 있게 된다.

고통이 줄어드는 핵심 포인트

요산은 병의 잔재가 아니라, 몸의 언어다

요산은 '버려진 쓰레기'가 아니다.
그것은 몸이 힘겹게 살아낸 흔적이고,
앞으로 어떻게 살아야 할지를 알려주는
내부 기록이다.

> "요산은 모든 병을 연결한다.
> 그것은 고장이 아니라,
> 지나간 생존의 흔적이다."

참고문헌

[주1] Johnson RJ et al. The discovery of uric acid as a cause of disease in 19th century. Arthritis Rheum. 2005;52(1):2-5.

[주2] Feig DI, Kang DH, Johnson RJ. Uric acid and cardiovascular risk. N Engl J Med. 2008;359(17):1811-1821.

[주3] Lanaspa MA et al. Uric acid and fructose: Potential biological mechanisms. Semin Nephrol. 2011;31(5):426-432.

[주4] Dalbeth N, Merriman TR, Stamp LK. Gout. Lancet. 2016;388(10055):2039-2052.

[주5] Kanbay M et al. Uric acid in metabolic syndrome: From an innocent bystander to a central player. Eur J Intern Med. 2016;29:3-8.

통풍: 요산 결정의 역설적 방어선

이 고통은
경고이자 봉쇄다.

새벽의 고통, 움직일 수 없는 관절

한밤중, 엄지발가락이 화끈거리고
이불만 스쳐도 고통이 밀려온다.

"통풍이네요. 요산 수치가 높습니다."

의사의 말에 따라 약을 먹고, 수치는 낮아졌지만
통증은 다시 찾아온다.

그 고통은 단순한 염증 이상의 메시지를 담고 있다.

생존학적 관점: 다르게 보면 고통이 줄어든다

'왜 하필 발가락인가?'
'왜 그토록 강한 고통을 유발하는가?'
'요산은 왜 굳이 거기에 모였는가?'

병리학적 해석: 요산 결정에 대한 면역 반응

통풍은 의학적으로 이렇게 설명된다.
ATP 대사의 최종산물인 요산이
혈중 농도에서 과포화 상태가 되면
요산염 결정(monourate crystal)*이 관절 주변에 침착되고
이를 면역세포가 이물질로 인식해
급성염증 반응을 유발하고,[주1]
극심한 통증과 부종, 발열이 동반된다.[주2]

이러한 염증 반응을 억제하기 위해
소염제, 콜히친, 스테로이드가 처방되며
장기적으로는 요산 생성을 억제하거나
배출을 돕는 약을 사용한다.

* 요산염 결정(monourate crystal): 요산이 혈액에 녹지 못하고 뭉쳐 결정화된 것이다. 통풍 발작의 원인이다.

하지만 이 질문은 남는다.
'요산이 왜 관절에 갔을까?'
'그 결정을 굳이 남겨둔 이유는 뭘까?'

생존학적 해석: 에너지 과소비에 대한 '봉쇄' 전략

요산은 ATP가 과소비되면 증가하는 대사 부산물이다.
ATP를 너무 많이 쓰는 상황에서는
몸이 이를 제어하지 못하고 요산이 쌓이게 된다.

이때 몸은 결정적인 선택을 한다.

'더 이상 이 부위를 쓰지 말아야겠다.'
'움직임을 제한해야 에너지 소모를 막을 수 있다.'
'그래서 여기에 요산을 침착시키자.'

즉, 요산 결정을 침착시킴으로써
해당 관절을 통증으로 고정하는 전략을 쓴 것이다.

왜 관절인가? 왜 말단인가?

요산은 체온이 낮고, 혈류가 느린 곳에 잘 침착된다.
즉, 말단 관절은 결정이 쌓이기 좋은 환경이다.

하지만 그것이 단지 '물리적 조건'만은 아닐 수 있다.
손가락, 발가락, 무릎 등은
일상에서 반복적으로 사용되는 부위다.
ATP 소모가 많고,
미세 손상이 빈번하며,
에너지 회복 없이 계속 사용된다.

이러한 부위를 봉쇄하는 것은
몸이 에너지 유출을 막는 마지막 방어선일 수 있다. [주3]

통증은 억제가 아닌, 경고이자 차단이다

통풍의 통증은 극단적이다.
왜 그토록 아픈 것일까?
그 이유는 간단하다.

그래야 정말로 멈추기 때문이다.

통풍은 통증을 통해
에너지를 더 이상 낭비하지 않게 만든다. [주4]
이것은 몸이 자기를 지키는 방식이다.

요산의 침착은 '버림'이 아니라 '봉인'이다

많은 사람이 요산을 몸이 버리지 못한 쓰레기로 여긴다.
하지만 요산 결정은 단순한 쓰레기장이 아니라,
위험한 에너지를 더 이상 순환시키지 않기 위한
봉인 행위일 수 있다.

즉, 요산은 버려진 게 아니라 가두어진 것이다.

회복의 실마리: 요산을 배출할 수 있는 환경

요산이 관절에 침착된 이유는
배출이 안 되는 조건에서 과잉 생성됐기 때문이다.

따라서 회복을 위해서는 다음이 필요하다. [주5]

ATP 과소비를 줄이고
수분을 충분히 섭취하고
체온을 안정시키며
결정형 요산이 녹을 수 있는 환경을 만들어야 한다.
요산은 녹일 수 있다면, 반드시 나간다.

고통이 줄어드는 핵심 포인트

통풍은 몸의 마지막 수비 전략이다

통풍은 고장이 아니라
에너지가 유출되는 경로를 끊기 위한
'방어적 봉쇄'다.
통증은 억제 대상이 아니라
지금 그 부위를 멈추라는 몸의 언어다.

"요산은 가두어진 에너지이고,
통증은 그 에너지를 쓰지 말라는 경고다.
이제 그 말을 들어야 한다."

참고문헌

[주1] Dalbeth N et al. Mechanisms of disease: gout and urate crystal-induced inflammation. Nat Rev Rheumatol. 2016;12(10):611–620.

[주2] Richette P, Bardin T. Gout. Lancet. 2010;375(9711):318–328.

[주3] Choi HK et al. Pathogenesis of gout. Ann Intern Med. 2005;143(7):499–516.

[주4] Martinon F et al. Gout-associated uric acid crystals activate the NALP3 inflammasome. Nature. 2006;440(7081):237–241.

[주5] Stamp LK et al. Gout, hyperuricemia, and crystal-associated disease: a review. Med Clin North Am. 2021;105(2):279–296.

신경과 뇌의
보호 작전

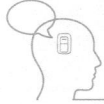

협착증: 움직이지 말라는 몸의 명령
파킨슨병: 느려짐은 뇌의 방어 전략
치매: 뇌의 마지막 절전 전략

ON OFF

협착증: 움직이지 말라는 몸의 명령

움직임의 제한은
명령일까? 고장일까?

허리가 아프다. 걷기 어렵다. 이것은 고장일까?

허리를 펼 때마다 찌릿한 통증이 오고,
엉덩이에서 다리까지 저릿한 감각이 퍼진다.

의사는 말한다.
"신경이 눌렸습니다. 척추관 협착증입니다."

환자는 자연스럽게 받아들인다.
'아, 신경이 눌려서 아픈 거구나.
그럼 눌림을 풀면 되겠네.'

병리학적 설명은 이렇게 요약된다.

- 신경이 눌림 → 통증 발생
- 척추 구조의 퇴행 → 기계적 문제
- 움직임 제한 → 물리적 압박

그렇다면 이 물리적 압박은 왜 생겼는가?

병리학적 해석: 기계적 압박과 퇴행성 변화

병리학에서는 협착증을 이렇게 정의한다.

'척추관이 좁아지고, 그 공간을 지나는 신경이 눌려 통증이나 감각 이상이 생기는 것.' [주1]

원인은 주로 노화, 디스크 탈출,
인대 비후(인대가 두꺼워짐), 골극(뼈 돌출) 등이다. [주2]
치료는 보통 다음과 같은 순서로 진행된다.

- 소염제, 근이완제, 진통제 투여

- 물리치료 및 주사치료
- 최종적으로는 수술(감압술 등)

이 모든 접근의 기본 전제는
'신경이 눌린 것이 문제'라는 해석이다.

생존학적 해석: 움직이지 말라는 몸의 전략

하지만 다시 질문을 던져보자.

'왜 하필 그 부위가 눌렸을까?'
'왜 근육이 경직되고, 인대가 두꺼워졌을까?'
'몸은 왜 그 부위의 움직임을 막고 싶어 했을까?'

이 질문은 협착증을 몸의 전략적 조치로
바라보게 만든다.

즉, 움직임을 제한하는 구조적 변화는
오히려 과사용으로 인한 손상을 막기 위한
'생존 명령'일 수 있다. [주3]

요산 결정과 근육 경직

ATP가 과소비되면 요산이 생성된다.
요산은 수용성이 낮아 조직 내 결정형으로
침착되기 쉽다. [주4]
특히 신경 주변, 인대, 근육과 같은 미세한 공간에서
요산 결정이 염증과 미세 손상을 유발할 수 있다.
이때 몸은 반응한다.

- 근육 경직: 해당 부위를 움직이지 못하게 고정
- 인대 비후: 조직을 더 두껍게 만들어 충격을 줄임
- 골극 생성: 뼈를 튀어나오게 해서 접촉면 보호

이 모든 구조는 기계적 고장이 아니라,
보호를 위한 생리적 대응일 수 있다.

진짜 원인은 '움직임'이 아니라 '과소비'

현대인은 앉아 있는 시간이 길고,
허리와 목이 특정한 자세로 오랜 시간 유지된다.

이는 근육의 국소적 ATP 소모를 증가시키고,
요산 결정이 쌓이기 쉬운 환경을 만든다.
결국 신체는 더 이상의 사용을 막기 위해
통증을 유발하고,
움직임 자체를 제한하려 한다.

즉, 통증은 '이 부위는 더 이상 쓰지 마세요'라는
몸의 명령이다.

억제보다 해석이 먼저다

진통제를 먹고 움직임을 강제로 이어가면
몸의 전략은 더 강한 통증, 더 심한 경직,
그리고 결국 영구적 구조 손상으로 이어진다.
반면, 이 신호를 해석하고 멈추면
몸은 점차 긴장을 풀고 회복 모드로 들어간다. [주5]

회복을 위한 첫 번째 전략

충분한 수분 섭취로 요산을 희석하고
움직임의 휴식으로 ATP를 보존하며
증상의 의미를 이해함으로써
불필요한 긴장을 해소해야 한다.

고통이 줄어드는 핵심 포인트

협착은 고장이 아니라, 멈춤의 명령이다

협착증은 단순히 뼈가 자라거나
인대가 두꺼워진 것이 아니라,
몸이 살아남기 위해 스스로 '움직이지 못하게'
만든 전략일 수 있다.
이 전략은 통증을 동반한다.
왜냐하면, 그만큼 강하게 멈추라고 말해야만
우리가 듣기 때문이다.

> "협착은 움직이지 말라는 몸의 외침이다.
> 억제하지 말고, 그 말을 들어야 한다."

참고문헌

[주1] Kreiner DS et al. An evidence-based clinical guideline for the diagnosis and treatment of lumbar disc herniation with radiculopathy. Spine J. 2014;14(1):180–191.

[주2] Katz JN, Harris MB. Lumbar spinal stenosis. N Engl J Med. 2008;358(8):818–825.

[주3] Vlaeyen JWS, Linton SJ. Fear-avoidance and its consequences in chronic musculoskeletal pain. Pain. 2000;85(3):317–332.

[주4] Maiuolo J et al. Regulation of uric acid metabolism and excretion. Int J Cardiol. 2016;213:8–14.

[주5] Choi HK et al. Purine-rich foods, dairy and protein intake, and the risk of gout in men. N Engl J Med. 2004;350:1093–1103.

파킨슨병: 느려짐은 뇌의 방어 전략

속도를 줄인 것은
뇌의 마지막 생존 전략일지 모른다.

점점 느려진다. 멈춰버린다

처음에는 손끝이 조금 떨렸다.
보폭이 작아지고, 표정이 굳기 시작했다.
무엇보다 속도가 줄었다.
움직임이 줄고, 말이 느려지고, 반응하는 게 느려진다.

의사는 말한다.
"파킨슨병입니다. 도파민이 줄어들었어요."

환자는 당황한다.

"왜? 어떻게 해서 도파민이 줄어든 거죠?"

답은 대개 유전, 노화, 환경 독성 물질, 염증,
미토콘드리아 이상, 알 수 없는 원인 등으로 뭉뚱그려진다.
그리고 대부분의 치료는 도파민을
보충하는 방향으로 진행된다.

하지만 우리는 다시 물어야 한다.

'도파민은 왜 줄어들었을까?'
'속도가 느려진 것은 단순한 고장일까?'

병리학적 해석: 도파민 세포의 소실

병리학에서는 파킨슨병을 이렇게 정의한다.

'흑질(substantia nigra)의 도파민 신경세포가 파괴되어
기저핵(basal ganglia)의 운동 조절 기능이 저하되고
운동완만(bradykinesia), 진전(tremor), 강직(rigidity) 등의
증상이 나타나는 질환.' [주1]

그 원인으로는 다음과 같은 가설들이 제시된다.

- 알파시뉴클레인(α-synuclein)*의 응집과 루이소체** 형성
- 미토콘드리아 기능 장애 및 산화 스트레스 [주2]
- 염증 반응 및 신경세포 자멸사(apoptosis)
- 환경 독소와 유전자 변이

결과적으로 도파민이 줄어들기 때문에
레보도파(L-dopa)***를 보충해 증상을 조절하려 한다.

생존학적 해석: 속도를 줄여 에너지를 지키려는 전략

다시 질문해보자.

'정말 뇌가 도파민을 '잃은' 것일까?

---

* 알파시뉴클레인(α-synuclein): 신경세포 내 단백질로, 비정상적으로 축적되면 파킨슨 병리와 연결된다.
** 루이소체: 알파시뉴클레인이 비정상적으로 뭉친 세포 내 봉입체이며, 파킨슨병·루이소체 치매 특징으로 나타난다.
*** 레보도파(L-dopa): 파킨슨병 치료제로, 도파민 전구체를 공급해 도파민을 보충한다.

아니면, 의도적으로 '줄인' 것일 수도 있지 않을까?'

도파민은 단순한 운동 조절 호르몬이 아니다.
흥분과 동기, 보상과 추진력의 물질이며,
뇌의 행동을 '가속'시키는 신호다.
그렇다면 도파민이 줄었다는 것은
곧 행동의 속도를 줄이려는 뇌의 선택일 수 있다.

즉, 움직임을 줄임으로써 ATP를 아끼고,
에너지 대사를 늦추려는 방어적 반응일 수
있다는 것이다. [주3]

ATP 소모와 도파민 억제

움직임은 에너지다.
생각하고, 말하며, 움직이는 모든 과정은
ATP의 소비로 이어진다.
특히 신경세포는 에너지 효율이 낮고, 산소 소모가 크다.
만약 미토콘드리아 기능이 떨어지고,
산화 스트레스가 누적되며,

ATP를 안정적으로 생산하지 못하게 되면, [주4]
뇌는 행동을 줄여 에너지를 보존하려는 전략을
선택할 수 있다.

그 첫 단계가 도파민 분비의 억제다.
그리고 이는 곧 움직임의 느려짐으로 나타난다.

고요산 상태에서의 신경 보호

생존학적 관점에서 주목하는 중요한 연결고리,
요산을 보자.

요산은 ATP 대사의 마지막 부산물이다.
ATP가 고갈되면 아데닌이 분해되어 요산이 되고,
이 요산은 항산화물질로서 작용하면서
신경세포를 보호하는 역할도 한다. [주5]

하지만 요산이 과도하게 축적되면,
그 자체가 염증과 신경독성의 요인이 된다.
따라서 뇌는 도파민을 줄이고 움직임을 줄이며,

요산 생산을 억제하려는 전략을 선택할 수 있다.

즉, 파킨슨병은 도파민 고갈이 아니라
ATP 고갈과 요산 스트레스를 줄이려는
생존 반응으로 볼 수 있다.

억제보다, 해석이 먼저다

속도를 높이려는 치료는 일시적으로 도파민을 늘릴 수 있다.
하지만 뇌가 전략적으로 도파민을 줄였다면,
이 보충은 결국 뇌의 생존 전략을 방해하는
결과가 될 수 있다.

그보다 먼저 우리는 뇌가 왜 느려지려 했는지를
물어야 한다.
에너지 상태는 어땠는가?
스트레스는 얼마나 지속됐는가?
요산은 얼마나 축적되어 있었는가?

회복을 위한 첫걸음

요산 수치를 줄이고, ATP를 아끼며,
뇌의 긴장을 완화시키는 것,
그리고 무엇보다 속도를 줄인
뇌의 의도를 이해하는 것,
이것이 진짜 회복의 시작이다.

고통이 줄어드는 핵심 포인트

느려짐은 선택일 수 있다

파킨슨병은 고장이 아니라,
최대한 살아보려는
뇌의 전략일 수 있다.
속도를 줄임으로써
뇌는 산화 스트레스를 피하고,
ATP를 보존하고,
요산의 축적을 방지하고자 한다.

"느려짐은 뇌가 말하는 방식이다.
지금 너무 빨라서 위험하다고 말하는 것이다."

참고문헌

[주1] Kalia LV, Lang AE. Parkinson's disease. Lancet. 2015;386(9996):896–912.
[주2] Exner N et al. Mitochondrial dysfunction in Parkinson's disease: molecular mechanisms and pathophysiological consequences. EMBO J. 2012;31(14):3038–3062.
[주3] Cools R. Dopaminergic control of the striatum for high-level cognition. Curr Opin Neurobiol. 2011;21(3):402–407.
[주4] Lin MT, Beal MF. Mitochondrial dysfunction and oxidative stress in neurodegenerative diseases. Nature. 2006;443(7113):787–795.
[주5] Chen X et al. Uric acid and the risk of Parkinson's disease: a systematic review and meta-analysis. Eur J Neurol. 2013;20(1):113–119.

ON ⬜ OFF

치매: 뇌의 마지막 절전 전략

기억을 버린 것은
살아남기 위해서였다.

잊는다는 것의 공포

"어디 뒀더라?"
"이름이 뭐였지?"
"아까 무슨 말을 하려고 했더라?"

점점 잊어버린다.
길을 잃고, 물건을 잃고, 말도 잃는다.
사람도, 자신도, 기억 속에서 사라져간다.

의사는 말한다.

생존학적 관점: 다르게 보면 고통이 줄어든다

"알츠하이머형 치매입니다. 뇌에 아밀로이드 베타가 쌓이고 있어요."

치매는 마치 무너져가는 정신처럼 보인다.
하지만, 이 질문은 거의 들리지 않는다.

'왜 뇌는 스스로 기억을 버리기로 했을까?'
'정말 뇌가 고장 난 것일까?
아니면 그렇게 할 수밖에 없었던 것일까?'

병리학적 해석: 단백질 응집과 신경세포 손상

알츠하이머병은 병리학적으로 이렇게 설명된다.

아밀로이드 베타(Aβ)* 단백질의 축적
타우 단백질의 과인산화 →
신경섬유 엉킴(neurofibrillary tangles)
시냅스 손실과 신경세포 사멸

* 아밀로이드 베타(Aβ): 뇌에 비정상적으로 축적되면 알츠하이머병을 유발하는 단백질 조각이다.

2장. 병은 반응이다. 병리학에서 생존학으로

그 결과 기억력, 판단력, 언어 능력 저하가 온다. [주1]
원인으로는 유전, 산화 스트레스,
미토콘드리아 기능 저하, 만성염증,
신경전달물질 불균형 등이 거론된다. [주2]

치료는 인지기능을 유지하거나 증상 진행을
늦추는 약물에 초점이 맞춰져 있다.

하지만 질문은 여전히 남는다.

'아밀로이드 베타는 왜 만들어졌는가?'
'정말 실수였을까? 아니면 선택이었을까?'

생존학적 해석: 에너지를 줄이려는 절전 전략

생존학적 관점에서는, 치매는 단순한 파괴가 아니라
뇌의 생존을 위한 구조 조정일 수 있다.

뇌는 전체 ATP의 약 20%를 소비하지만,
에너지 저장 능력은 거의 없다.

ATP가 고갈되고 요산이 축적되면
뇌는 산화 스트레스와 염증에 노출된다.
이때 뇌는 가장 에너지를 많이 쓰는 부위부터
차단하려 한다. [주3]
그 부위가 바로 해마(기억 형성), 전두엽(판단),
측두엽(언어) 등이다.

기억과 판단을 '내려놓는 것'은
생존을 연장하기 위한 뇌의 전략적 절전 상태일 수 있다.

아밀로이드 베타는 실수가 아니다

아밀로이드 베타는 원래 신경세포막을
구성하는 APP라는 단백질이
특정 효소에 의해 분해될 때 생성되는 조각이다.
문제는 이 조각이 응집되는 것이다.

하지만 최근 연구들은 제시한다.

'아밀로이드 베타는 면역 기능, 항균 작용,

항산화 작용 등을 수행할 수도 있다.' [주4]
'즉, 그 자체가 '잘못 만들어진 실수'가 아닐 수 있다.'

아밀로이드 베타의 축적은
에너지를 아끼고, 신경망을 단순화하고,
스트레스에 대한 방어벽을 구축하려는 반응일 수 있다.

요산과 기억 저하의 연결

ATP가 과소비되면
요산이 생성되고
요산은 뇌혈관 장벽을 자극해
산화 스트레스와 염증 반응을 유도한다.

이 상황에서 뇌는 선택한다.
불필요한 시냅스를 제거하고,
기억 회로를 축소하고, [주5]
미래보다는 현재 생존에 집중한다.

그 결과가 바로

인지기능 저하이자, 절전 전략으로서의 치매다.

억제보다 뇌의 상태를 이해해야 한다

치매를 단순히 '억제할 대상'으로 보면
우리는 뇌의 진짜 문제를 놓치게 된다.

뇌는 말하고 있다.

'지금은 생존이 먼저야.'
'기억보다 중요한 것은 살아남는 거야.'

회복의 실마리: 뇌가 다시 믿고 열 수 있도록

ATP 소모를 줄이고
요산을 낮추며
산화 스트레스를 완화하고
안전한 대사 환경을 회복해야 한다.
그러면 뇌는 절전모드를 해제하고
다시 기억과 연결의 기능을 회복하려 할 것이다.

―――――――

2장. 병은 반응이다. 병리학에서 생존학으로

고통이 줄어드는 핵심 포인트

치매는 뇌의 마지막 생존 선택이다

치매는 단순한 고장이 아니라
위험한 에너지 소비를 막기 위한
뇌의 구조 조정이다.
기억을 잃은 것이 아니라,
당분간 내려놓은 것일 수 있다.

> "치매는 뇌가 말하는 방식이다.
> '나는 지금, 나를 지키고 있다'고."

생존학적 관점: 다르게 보면 고통이 줄어든다

참고문헌

[주1] Selkoe DJ, Hardy J. The amyloid hypothesis of Alzheimer's disease at 25 years. EMBO Mol Med. 2016;8(6):595-608.

[주2] Querfurth HW, LaFerla FM. Alzheimer's disease. N Engl J Med. 2010;362(4):329-344.

[주3] Mattson MP. Pathways towards and away from Alzheimer's disease. Nature. 2004;430(7000):631-639.

[주4] Moir RD et al. The antimicrobial protection hypothesis of Alzheimer's disease. Alzheimers Dement. 2018;14(12):1602-1614.

[주5] Johnson RJ et al. Hypothesis: could excessive fructose and uric acid cause Alzheimer's disease? J Alzheimers Dis. 2020;76(1):1-9.

세포와 면역, 생존 전략

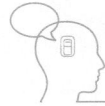

암: 세포의 고립 생존 전략
HIF-1α: 저산소 속에서 살아남는 전략
만성염증: 회복이 지연된 구조
자가면역질환: 회복 실패의 내부 혼란

ON OFF

암: 세포의 고립 생존 전략

죽지 않으려는 세포는
때로 고립을 선택한다.

암은 왜 무섭게 느껴질까?

암 진단을 받는 순간,
사람들은 '죽음'이라는 단어를 떠올린다.

'왜 나에게 이런 일이….'
'이건 세포가 미친 거야….'
'도대체 왜 생긴 걸까?'

의학은 암을 세포의 유전자 변이로 인한
무한 증식이라고 설명한다.

2장. 병은 반응이다. 병리학에서 생존학으로

하지만 세포가 스스로 고장 나서
죽음을 향해 돌진했다는 설명은
왠지 이해하기 어렵다.

정말 세포가 살아 있는 전체를 해치려는
반란을 일으킨 것일까?

병리학적 해석: 세포의 통제 불능 상태

암은 일반적으로 이렇게 정의된다. [주1]

'세포가 사멸(apoptosis) 기전을 잃고
무한히 증식하며,
주변 조직을 침범하거나 원격 전이하는 상태.'

그 원인으로는 유전자 돌연변이, 환경 독소, 바이러스,
만성염증, 호르몬 이상, 방사선 노출 등이 언급된다. [주2]

치료는 대부분 수술, 항암제, 방사선,
면역항암치료를 통해

'이상 세포'를 제거하거나 증식을 억제하는 방식이다.

그러나 이 질문은 여전히 남는다.
'왜 세포는 멈추지 않는 선택을 했을까?'

생존학적 해석: 죽음을 거부한 세포

암세포의 가장 뚜렷한 특징은
죽지 않는다는 것이다.
정상 세포는 스트레스가 지속되면
프로그램된 세포 사멸을 선택한다.

하지만 어떤 세포는
죽지 않기 위해, 다른 전략을 쓴다.
주변 환경과의 연결을 끊고
면역의 감시망에서 벗어나며
자기만의 혈관을 만들어
독립적인 대사 방식(혐기성 해당과정)으로
에너지를 생산하고
분열을 멈추지 않는다. [주3]

이 모습은 마치
고립된 생존자 같다.

워버그 효과: 효율보다 확실을 선택한 세포

암세포는 산소가 충분해도
미토콘드리아를 통한
ATP 생산(산화적 인산화)을 포기하고,
해당과정만으로 에너지를 만든다.
이를 '워버그 효과(Warburg effect)'라고 한다.

이것은 비효율적이다.
하지만 이 방식은 빠르고 안정적이다.

즉, 세포는 효율보다
확실한 생존을 선택한 것이다. [주4]

요산, 산소, 그리고 암세포의 환경

ATP를 과소비하면

요산이 증가하고
세포는 산화 스트레스에 노출된다.
만성 스트레스 환경에서
세포는 미세환경과의 연결을 끊고
에너지 대사를 단순화시켜 버틴다.

이때 요산은
항산화 작용을 하기도 하지만,
과도하게 축적되면 염증성 미세환경을 조성하고,
암세포는 그 환경을 회피가 아닌 '적응'으로 대응한다.

결국 암은
요산, 산소, ATP 대사의 교차점에 있는
생존 반응일 수 있다. [주5]

혈관 신생과 고립된 생존

암세포는 자신의 생존을 위해
새로운 혈관을 만든다(혈관신생, angiogenesis). [주6]
이는 자립을 향한 신호다.

공급이 끊겨도 버티겠다는 선언이고
면역체계의 감시에서 벗어나겠다는 전략이다.
고립은 외로움이 아니라,
생존을 위한 단절일 수 있다.

암을 무조건 '제거'의 대상으로만 볼 것인가?

물론 암세포는 생명에 위협을 가한다.
하지만 처음부터 그 의도가 '죽이기 위함'은
아니었을 수 있다.
암은 극한 생존 상황에서 발생한 '비상 대책'일 수 있다.
그 대책은 비정상적이고 파괴적이지만,
출발점은 살기 위한 몸부림이다.

회복의 실마리: 몸 전체의 환경을 바꾸는 것

요산을 줄이고
산소 대사를 안정화하며
ATP 과소비를 줄이고
면역과 혈관 환경을 회복시키는 것.

생존학적 관점: 다르게 보면 고통이 줄어든다

이것이 암세포가 선택한 고립 전략을
무력화하는 첫걸음이다.

고통이 줄어드는 핵심 포인트

암은 반란이 아니라, 고립된 생존 전략이다

암세포는 무한 증식하려는 괴물이 아니라,
죽음을 거부하고 고립 속에서
버티려 한 생존자일 수 있다.
몸 전체의 신호와 환경이 바뀌면,
그 전략은 더 이상 필요 없어질지도 모른다.

"암은 끝까지 살고자 했던 세포다.
그 전략은 비정상이지만,
그 의도는 누구보다 생존에 가까웠다."

참고문헌

[주1] Hanahan D, Weinberg RA. Hallmarks of cancer: the next generation. Cell. 2011;144(5):646-674.

[주2] Vogelstein B, Kinzler KW. Cancer genes and the pathways they control. Nat Med. 2004;10(8):789-799.

[주3] Greten FR, Grivennikov SI. Inflammation and cancer: triggers, mechanisms, and consequences. Immunity. 2019;51(1):27-41.

[주4] Vander Heiden MG et al. Understanding the Warburg effect: the metabolic requirements of cell proliferation. Science. 2009;324(5930):1029-1033.

[주5] Lanaspa MA et al. Uric acid stimulates fructokinase and accelerates fructose metabolism in the development of fatty liver. PLoS One. 2012;7(10):e47948.

[주6] Carmeliet P, Jain RK. Angiogenesis in cancer and other diseases. Nature. 2000;407(6801):249-257.

HIF-1α : 저산소 속에서 살아남는 전략

산소가 부족할수록
세포는 새로운 길을 만든다.

저산소, 세포의 시험대

암 조직의 안쪽은 종종 숨이 막히는 환경이다.
혈관이 충분하지 않아서 산소가 제대로 전달되지 않는다.
세포는 산소 없이는 오래 버티지 못한다.

하지만 암세포는 이런 상황에서도 사라지지 않는다.
오히려 저산소 속에서 더 오래 버티고,
때로는 더 강해진다.
그 비밀 중 하나가 바로 HIF-1α다.

병리학적 해석: 저산소에 반응하는 전사인자

HIF-1α(Hypoxia-Inducible Factor 1-alpha)는
세포가 산소 부족을 감지했을 때 켜지는 단백질이다. [주1]

평소에는 금방 분해되지만, 산소가 모자라면 분해를
멈추고 세포핵으로 들어가 수백 개의 유전자를 켠다.
그 결과 혈관을 만드는 VEGF, 산소 없이
ATP를 만드는 해당과정 효소, 젖산을 내보내는
통로 등이 활성화된다. [주2]

이 과정은 모든 세포에서 일어나지만,
암세포에서는 특히 강하게 작동한다.
병리학에서는 이것을 암의 성장과 전이를
돕는 원인으로 본다.

생존학적 해석: 산소를 기다리기보다 산소 없이 사는 길

하지만 이렇게 물어야 한다.

'정말 HIF-1α는 암을 돕는 나쁜 물질일까?
아니면 죽지 않기 위한 전략일까?'

암세포는 혈관을 불완전하게 해서 부족하게 만들고
내부가 쉽게 저산소 상태에 빠진다.
이때 HIF-1α는 산소가 돌아오기를 기다리다가
사라지는 대신,
산소 없이도 버틸 수 있는 몸으로 세포를 바꾼다.

산소가 있어도 해당 과정*으로 ATP를 만드는
워버그 효과 촉진,
VEGF를 이용해 스스로 혈관을 만들고
최소한의 공급 확보,
대사 속도를 늦추고 산소 소모 최소화, [주3]

정상 세포라면 버티기 힘든 환경이
암세포에는 살아남을 수 있는 땅으로 바뀐다.

---

* 포도당을 분해해 ATP를 생성하는 세포 기본 대사 과정이다.

요산·ATP와의 연결고리

ATP가 고갈되면 요산이 늘어난다.
요산은 잠시 항산화 역할을 하지만,
오래 쌓이면 염증성 환경을 만든다.
HIF-1α는 이런 환경에서
미토콘드리아 대사를 줄이고,
포도당을 분해해 ATP를 생성하는
세포 기본 대사 과정인 해당회로를 활성화해
저산소·고요산에 맞는 대사 패턴을 만든다.
즉, 워버그 효과와 요산 대사를 하나의
생존 전략으로 묶는 지휘자다. [주4]

억제보다 해석이 먼저다

HIF-1α는 암을 키우는 원인으로 지목되어
억제 대상이 된다.
하지만 왜 작동했는지를 해석하지 않은 채 억제하면, [주5]
저산소 속에서 세포가 꺼낸 마지막 생존 수단을
무시하는 셈이다.

중요한 것은 왜 저산소가 됐는지,
왜 산소 없이 사는 길을 택했는지를 이해하는 것이다.

회복을 위한 전략

순환을 개선해 조직 산소화,
불필요한 ATP 소모 줄이기,
요산 축적을 완화해 염증 환경 개선,
미토콘드리아 기능 회복으로 정상 대사 재가동,
환경이 달라지면
HIF-1α는 굳이 오래 머물 필요가 없다.

고통이 줄어드는 핵심 포인트

저산소 속의 비상 열쇠

HIF-1α는 암세포의 반란 도구가 아니라,
'산소가 없는 곳에서 살아남기 위해
꺼낸 비상 열쇠'다.
목표는 그 열쇠를 빼앗는 것이 아니라,
그 열쇠를 꺼낼 필요가 없게 만드는 것이다.

> "세포는 산소를 기다리며 죽기보다,
> 산소 없이 살길을 택한다.
> 그것이 HIF-1α의 이야기다."

참고문헌

[주1] Semenza GL. Hypoxia-inducible factors in physiology and medicine. Cell. 2012;148(3):399–408.

[주2] Rankin EB, Giaccia AJ. Hypoxic control of metastasis. Science. 2016;352(6282):175–180.

[주3] Keith B, Simon MC. Hypoxia-inducible factors, stem cells, and cancer. Cell. 2007;129(3):465–472.

[주4] Choudhry H, Harris AL. Advances in hypoxia-inducible factor biology. Cell Metab. 2018;27(2):281–298.

[주5] Wilson WR, Hay MP. Targeting hypoxia in cancer therapy. Nat Rev Cancer. 2011;11(6):393–410.

ON OFF

만성염증: 회복이 지연된 구조

치유는 시작됐으나
아직 끝나지 않았다.

왜 염증은 사라지지 않을까?

"혈액검사에서 CRP*가 높다네요."
"관절이 계속 붓고 아파요."
"설사와 복통이 몇 달째 반복돼요."

사람들은 만성염증을 '없애야 할 것'으로 여긴다.
염증은 통증과 부종, 피로감을 동반하고
암, 치매, 자가면역질환, 당뇨, 심혈관 질환 등

* CRP: 염증 발생 시 간에서 생성되는 단백질로. 혈액검사에서 염증 지표로 활용한다.

2장. 병은 반응이다. 병리학에서 생존학으로

다양한 질병의 배경으로 지목된다.
그래서 우리는 염증을 질병의 뿌리로 여긴다.
하지만, 이 질문은 드물게 던져진다.

'왜 몸은 염증을 끝내지 못하는 것일까?'
'정말 이것은 '문제'일까? 아니면 '지연된 회복'일까?'

병리학적 해석: 비정상적인 면역 활성

의학적으로 염증은 이렇게 정의된다.

'면역세포들이 조직 손상에 반응해 활성화되고
사이토카인, 인터루킨, 프로스타글란딘 등의
염증 매개물질을 분비해
혈관 확장, 백혈구 침윤, 발열, 통증 등을 유발하는 현상.' [주1]

급성염증은 빠르게 회복되지만,
원인이 제거되지 않으면 만성염증으로 전환된다.
만성염증은 세포 손상과 조직 재구성을 반복하며

결국 만성질환의 토대가 된다. [주2]

따라서 염증은 조속히 제거되어야 할 표적으로 간주된다.

생존학적 해석: 회복이 '지연된' 상태

하지만 생존학적 관점에서 보면,
염증은 제거의 대상이 아니라 회복의 지연 상태다.
몸은 이미 회복을 시작했지만,
그 회복을 완료할 수 없는 조건에 놓여 있다.

손상은 반복되고
요산은 계속 축적되며
세포는 자원을 회복할 여유가 없다.
면역계는 '회복 중단'을 인지하지 못하고
염증 반응을 '유지'한다.

즉, 만성염증은
치유를 끝낼 수 없었던 몸의 고육지책이다.

오토파지 vs 염증: 회복의 경계선

오토파지(autophagy)는 세포 내 자가정화 시스템이다.
손상된 미토콘드리아, 단백질 찌꺼기 등을
세포가 스스로 분해해서 회복을 돕는다.

하지만 오토파지가 충분히 작동하지 않으면,
손상 물질은 제거되지 않고
면역계는 계속해서 염증 반응을 유지하게 된다. [주3]
즉, 회복 시스템의 실패가 곧 만성염증의 본질이다.

요산과 염증: 보이지 않는 자극

요산 결정은 염증을 유발한다.
하지만 혈액 내 농도만으로는
모든 것을 설명할 수 없다.
조직 내 결정형 요산은
혈액검사에서는 드러나지 않는다.
이 결정들이 만성적 자극원으로 남아
면역계가 반복해서 경고를 울린다. [주4]

생존학적 관점: 다르게 보면 고통이 줄어든다

즉, 요산은 염증을 끄지 못하게 만드는 은밀한 방해자다.

억제보다, 조건을 바꾸는 것이 먼저다

염증을 억제하면 증상은 줄어든다.
하지만 그 과정은 회복을 늦출 수 있다.
몸은 회복할 준비가 되지 않았기에,
염증을 멈출 수 없는 것이다.

따라서 해야 할 일은
염증을 억누르는 것이 아니라,
회복을 가능하게 만드는 조건을 회복하는 것이다. [주5]

회복의 실마리: 염증을 멈추는 것이 아니라, 끝내는 것

ATP 과소비를 줄이고 요산 축적을 막고
오토파지 기능을 회복시키고
미세염증의 자극원을 제거해야 한다.
그렇게 몸이 회복을 완수할 수 있어야
염증은 자연스럽게 끝난다.

고통이 줄어드는 핵심 포인트

만성염증은 멈춘 게 아니라, 멈추지 못한 회복이다

염증은 나쁜 것이 아니다.
그것은 몸이 회복을 시작했다는 뜻이다.
다만 회복을 끝내기 위한 조건이
아직 갖춰지지 않았을 뿐이다.

> "만성염증은
> 몸이 고치고자 애쓰는 모습이다.
> 이제 우리가 해야 할 일은
> 그 수리를 마무리할 수 있도록
> 도와주는 것이다."

참고문헌

[주1] Medzhitov R. Origin and physiological roles of inflammation. Nature. 2008;454(7203):428–435.

[주2] Furman D et al. Chronic inflammation in the etiology of disease across the life span. Nat Med. 2019;25(12):1822–1832.

[주3] Levine B, Kroemer G. Biological functions of autophagy genes: a disease perspective. Cell. 2019;176(1-2):11–42.

[주4] Dalbeth N et al. Mechanisms of disease: gout and urate crystal-induced inflammation. Nat Rev Rheumatol. 2016;12(10):611–620.

[주5] Johnson RJ et al. The role of uric acid in the pathogenesis of human cardiovascular disease. Heart. 2003;89(5):584–590.

2장. 병은 반응이다. 병리학에서 생존학으로

ON (I) OFF

자가면역질환: 회복 실패의 내부 혼란

몸이 스스로를 공격하는 것이 아니라,
스스로를 지키려다 길을 잃은 것이다.

내 몸이 나를 공격한다고?

류머티즘 관절염, 루푸스, 강직성 척추염,
베체트병, 크론병…
이런 진단을 받으면 사람들은 충격에 빠진다.

"내 몸이 내 몸을 공격한다고요?"
"왜 면역계가 미쳐버린 거죠?"
"정말 이유를 모른다고요?"

이때 우리는 거의 본능처럼 '억제'를 생각한다.

면역억제제, 스테로이드, 생물학적 제제…
몸의 반응을 막기 위해 총력전을 펼친다.

하지만 이 질문은 잘 하지 않는다.

'면역은 왜 그렇게 반응할 수밖에 없었을까?'
'그 혼란의 시작은 어디였을까?'

병리학적 해석: 면역의 오작동

자가면역질환은 병리학적으로 이렇게 설명된다.

'면역계가 자기 조직을 외부 침입자로
오인하고 공격하는 현상.
그 결과 염증 반응, 조직 손상, 기능 저하가 반복된다.' [주1]

원인으로는
유전적 소인 + 환경 요인 + 감염 + 호르몬 + 스트레스 등
이 있다. [주2]

치료 방법은

- 면역억제
- 염증 조절
- 조직 손상 지연

요약하면,
면역계가 잘못 배웠거나, 잘못 작동했다.
그러나 면역계는 무작위로 반응하지 않는다.
그에게는 기억과 판단 체계,
그리고 에너지 기반의 의사결정 시스템이 있다.

생존학적 해석: 회복 실패가 낳은 내부 혼란

생존학적 관점에서는
자가면역질환은 절대로 단순한 오작동이 아니다.
그것은 회복이 실패했을 때 일어나는
방향 상실의 반응이다.

- 손상된 조직이 오랫동안 회복되지 않거나

- 세포 찌꺼기(미스폴딩 단백질, 요산 결정 등)가 제거되지 않으면
- 면역계는 그 부위를 '지속적인 위협'으로 인식하게 된다. [주3]

이때 면역계는 방어와 공격의 경계를 혼동하기 시작한다.

즉, 자가면역은
회복이 끝나지 못한 상태에서,
방어 반응이 방향을 잃은 것이다.

오토파지 실패와 내부 독성의 축적

오토파지는 세포 내 청소 시스템이다.
손상된 미토콘드리아, 단백질, 병원성 요소 등을
정리하는 기능이다.

하지만 스트레스, ATP 고갈, 노화, 영양 불균형 등으로
오토파지 기능이 저하되면,
세포 내부에는 정리되지 못한 찌꺼기가 쌓이게 된다. [주4]

이 찌꺼기들은 면역계의 입장에서 보면

'비정상적이고 제거해야 할 대상'이다.
그 대상이 다름이 아닌 자기 자신일 수 있다.

요산, 염증, 그리고 자기 공격

ATP 과소비 → 요산 생성 → 요산 결정 축적
이 구조는 만성염증 반응을 유도한다.

특히 요산 결정은
면역계를 자극해 지속적이고,
과민한 반응 상태로 만들 수 있다.
이 상태가 장기화되면,
면역계는 비정상과 정상의 경계를 혼동하게 되고,
자가면역 반응이 촉발된다.[주5]

즉, 자가면역은
에너지 시스템이 무너지고 회복이 실패했을 때 나타나는
내부적 오작동이다.
그리고 그것은 살기 위한 반응의 연장선이다.

억제보다, 회복의 조건을 재건하라

면역억제는 때로 꼭 필요하다.
그러나 그것만으로는 근본 해결이 되지 않는다.
몸은 여전히
'무언가 해결되지 않았다'라고 느끼고 있기 때문이다.

우리는 몸이 회복에 성공할 수 있도록
다음 조건을 회복해야 한다.

- 요산 축적을 줄이고
- ATP 대사 환경을 안정화하고
- 오토파지 기능을 활성화하며
- 감정 스트레스와 자율신경계의 균형을 되찾아야 한다.

그때 면역계는
공격이 아닌 회복을 선택할 수 있는 여유를 되찾는다.

고통이 줄어드는 핵심 포인트

자가면역은 몸의 고장이 아니다

자가면역질환은 면역계의 반란이 아니다.
그것은 회복 실패의 반복 끝에 생겨난
방향을 잃은 구조 조정이다.
공격은 살아남기 위한 방식이었고,
몸은 여전히 자신을 지키려다
길을 잃은 상태일 수 있다.

> "면역계는 항상 나를 지키고자 했다.
> 문제는, 그것이 어디까지가 나인지
> 잊어버렸다는 것이다."

생존학적 관점: 다르게 보면 고통이 줄어든다

참고문헌

[주1] Rose NR, Mackay IR. The Autoimmune Diseases. Academic Press; 2019.
[주2] Ramos-Casals M et al. Autoimmune diseases and chronic infections. Ann Rheum Dis. 2008;67(12):1701–1703.
[주3] Perl A. Mechanisms of viral pathogenesis in rheumatic disease. Ann Rheum Dis. 1999;58(8):454–461.
[주4] Deretic V, Levine B. Autophagy balances inflammation in innate immunity. Autophagy. 2018;14(2):243–251.
[주5] Shi Y, Evans JE, Rock KL. Molecular identification of a danger signal that alerts the immune system to dying cells. Nature. 2003;425(6957):516–521.

2장. 병은 반응이다. 병리학에서 생존학으로

질병의 증상은 고장이 아니라
몸의 메시지였듯이,
삶의 고통도 실패가 아니라
'존재의 메시지'일 수 있다.
우리는 1부에서 '몸이 말하고 있다'라는
사실을 깨달았고,
이제는 그 깨달음을 확장해
'삶도 말하고 있다'라는 진실을 마주한다.

질병을 다르게 본 것처럼,
삶의 사건들도 다르게 볼 수 있다.
관점이 바뀌면 고통이 줄고,
스트레스는 해소된다.
삶의 해석은 곧 자신에 대한 해석이다.

3장

삶을 해석하다:
몸처럼 삶도 말하고 있다

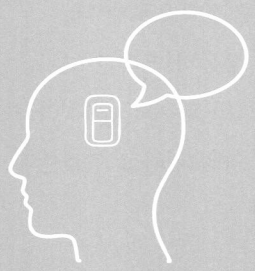

삶의 실패를
'증상'으로 본다면

무가치함은 고장이 아니라
생존의 방향 상실이다.

병리학적 해석은 몸에만 머무르지 않는다

현대의학이 증상을 고장으로 보듯,
현대사회는 실패를 결함으로 본다.
일에서 밀려나면 '무능하다'라고 하고,
사랑에서 상처받으면 '문제가 있다'라고 하며,
우울하면 '정신이 약하다'라고 평가한다.

생존학적 관점: 다르게 보면 고통이 줄어든다

하지만 그것은 진실일까?
우리는 삶의 사건을 '병리학적으로'
해석하고 있지는 않은가?

실패는 경고가 아니라 메시지다

삶의 실패는 몸의 통증처럼
'고장이야, 고쳐야 해!'라고 말하지 않는다.
그보다는
'방향이 틀렸어. 멈춰 봐'라고 말한다.
'안 되는 일'을 통해
우리의 의식은 방향을 다시 잡고자 한다.

실패는
망가진 존재의 증거가 아니라,
정체된 흐름을 깨우는 울림이다.

삶에도 항상성이 있다

몸에는 항상성이 있다.

삶에도 마찬가지다.
지나치게 빠른 삶,
자기 정체성을 잃은 선택,
에너지 고갈을 초래하는 인간관계….

삶이 무너지는 것은
'너는 잘못됐어'라는 심판이 아니라
'지금 너무 무리하고 있어'라는 경고다.

그리고 마치
고혈압이 산소를 보내려는 전략이듯
우울, 실패, 상실도
삶이 자신을 회복하려는 하나의 방식일 수 있다.

무가치감은 감정이 아니라 구조의 붕괴다

우리가 느끼는 무가치함은
그저 감정이 아니다.
그것은
자기를 유지하던 삶의 구조가 무너졌다는 의미다.

인정받으므로 버티던 구조,
성취로 자존감을 유지하던 구조,
관계 속 역할로 정체성을 증명하던 구조,
그 구조가 무너졌을 때
우리는 자신이 고장 났다고 느낀다.

하지만 진실은
고장 난 게 아니라,
새로운 구조를 설계할 때가 된 것이다.

'실패'는 해석을 바꾸면 '전환'이 된다

몸의 증상이
'멈춰!'
'과소비하지 마!'
'다시 생각해!'
라는 메시지였듯,

삶의 실패도
'이 방향이 네 본질이 아니야',

'지금 멈추고 다시 생각해봐'
라는 메시지다.

이것을 고장으로 보면 병이 되고,
흐름의 전환점으로 보면 치유가 시작된다.

나는 이제 삶을 몸처럼 바라보기로 했다

삶의 고통이 찾아오면,
'어디가 문제지?'라고 묻기보다
'무엇을 멈추게 하려는 것일까?'를 묻는다.

실패를 만나면,
'왜 나는 이렇게 안 될까?'보다
'무엇을 내려놓아야 할까?'를 돌아본다.

삶도 몸처럼 말하고 있다.
다만 우리가
그 언어를 아직 배우지 못했을 뿐이다.

"삶의 실패를 병이 아닌 증상으로 본 그날,
나는 내 인생을 치료하기 시작했다."

3장. 삶을 해석하다: 몸처럼 삶도 말하고 있다

감정은
마음의 요산이다

정(精)의 흐름이 막힐 때
감정이 된다.

정(精), 생명의 원천

정은 생명의 연료다.
세포가 움직이고, 뇌가 판단하며,
마음이 반응하는 모든 순간에
정이라는 에너지가 흐른다.

정은 흐르면 기(氣)가 되지만,

생존학적 관점: 다르게 보면 고통이 줄어든다

막히면 감정이 된다.

감정은 흐르지 못한 정이다.
굳어버린 에너지,
움직이지 못한 생명이다.

감정은 마음의 피로다

몸은 피로할 때 ATP가 고갈되고,
그 찌꺼기로 요산이 남는다.

마음도 피로하다.
이해받지 못할 때,
말할 수 없을 때,
참을 수밖에 없을 때.
그때 정은 흐르지 못하고 감정이 된다.

억울함, 분노, 우울함은
ATP가 다 타고 남은 마음의 요산이다.

감정은 억제의 대상이 아니다

요산은 억누를수록 결정이 되듯,
감정도 억제할수록 병이 된다.
자율신경계를 흔들고,
호르몬의 리듬을 깨뜨리며,
면역계를 자극한다.

감정은 흘러야 한다.
들려야 하고, 말해져야 하고,
이해되어야 한다.

이해는 흐름의 문을 연다.

감정은 생존의 전략이다

분노는 경계이고,
두려움은 방향이며,
죄책감은 재설정이다.

모든 감정은 나를 지키기 위해
마음이 보내는 구조 신호다.
감정을 없애려 하지 마라.
그것은 생존 본능을 끊는 것이다.

해야 할 일은 단 하나
그 뜻을 '읽는 것'이다.

감정은 다시 정이 될 수 있다

감정은 막힌 에너지지만,
흐를 수 있다면 다시 정이 된다.

말할 수 있을 때
울 수 있을 때
기댈 수 있을 때
그 순간 감정은 정으로 돌아온다.

정은 다시 흐르며,
몸과 마음을 회복시킨다.

감정은 훈련된다

감정은 처음에는 거칠다.
하지만 반복되는 패턴을 인식하고,
그 흐름을 관찰할 수 있다면
'지금 내가 지쳤구나.'
'이 감정은 나를 지키고 싶다는 뜻이었구나.'
'나는 지금 말하고 싶은 게 있구나.'
깨닫게 된다.
그 깨달음은 해석력이고,
해석력은 자존감이다.

마음의 요산을 흘려보내는 길

몸이 피로하면 쉬듯,
마음도 피로하면 쉬어야 한다.
산책, 글쓰기, 울기, 말하기
깊은 숨, 따뜻한 손,
아무 말 안 해도 곁에 있어 주는 사람.

이 모든 것은
감정을 흘려보내는 배출관이다.

"감정은 흐르지 못한 정이다.
흐르지 못한 감정은 병이 된다.
나는 오늘, 내 감정을 흐르게 하기로 했다."

스트레스는
판단자의 위치에서 생긴다

현상을 해석하는 위치가
고통의 크기를 결정한다.

스트레스는 사건이 아니라 해석이다

같은 상황도
누군가에게는 아무 일도 아니고
또 다른 이에게는 숨 막히는 고통이 된다.

차이는 '사건'이 아니라
그 사건을 바라보는 '위치'다.

생존학적 관점: 다르게 보면 고통이 줄어든다

위치가 곧 해석의 기준이다.
그리고 해석이 곧 스트레스의 크기를 만든다.

누가 그 자리에 앉아 있는가

내 안에 '판단자'가 있다.
그 판단자는 늘 묻는다.

'이것은 괜찮은가?'
'이것은 위협인가?'

문제는 판단자가 앉은 자리다.
너무 낮으면
모든 것이 위협으로 보이고,
너무 높으면
현실을 무시하게 된다.

중요한 것은 높음도, 낮음도 아니다.
'지금 나에게 적절한 위치인가?'
그 판단의 균형이

스트레스의 균형이다.

기준이 낮을수록 에너지를 많이 쓴다

기준이 낮은 판단자는
작은 일에도 긴장한다.
미세한 말투, 표정, 변화에
즉각 반응하고 걱정한다.
그것은 에너지를 많이 쓰는 상태다.

ATP가 과도하게 소모되고,
요산이 쌓이고,
몸은 쉽게 피로해진다.

판단자의 자리를 바꾸는 방법

위치를 바꾸면 세상이 달라진다.
해석이 달라지고, 스트레스가 줄어든다.
그 첫걸음은 '인식'이다.

'나는 지금 이 상황을 어떻게 보고 있는가?'
'나는 지금 누구의 시선으로 나를 바라보는가?'

내가 주인이 아닐 때
스트레스는 커진다.

다시 나의 시선으로 돌아올 때
스트레스는 줄어든다.

판단자에게 말을 거는 연습

감정이 올라올 때
그저 반응하기 전에 이렇게 말해보자.

'잠깐만, 이것은 진짜 위험인가?'
'내가 지금 과거의 기억으로 판단하는 것은 아닌가?'
'내가 지금 남의 기대 안에서
나를 보고 있는 것은 아닌가?'

질문은 판단자를 깨운다.

3장. 삶을 해석하다: 몸처럼 삶도 말하고 있다

판단자가 깨어날 때,
스트레스는 줄어든다.

스트레스는 해석의 부산물이다

스트레스를 없애려 하지 말고
해석의 위치를 바꿔라.
그 자리가 바뀌면
사건은 더 이상 고통이 아니다.
해석이 바뀌면 삶의 결이 바뀌고,
결이 바뀌면 몸의 흐름도 바뀐다.

스트레스는
'나의 위치를 되돌아보라는'
삶의 신호일 뿐이다.

"같은 현실도, 위치가 달라지면 느낌이 달라진다.
나는 지금 어디에서 이 상황을 보고 있는가?
그 시선이 내 삶을 결정한다."

관점이 바뀌면
에너지가 남는다

억제가 아닌 수용이
에너지 효율을 높인다.

에너지를 가장 많이 쓰는 감정

억지로 누르는 감정이

가장 많은 에너지를 소모한다.

화가 나지 않으려 애쓰고,

슬프지 않으려 노력하고,

두렵지 않은 척하며 하루를 견딘다.

3장. 삶을 해석하다: 몸처럼 삶도 말하고 있다

억제는 저항이다.
저항은 긴장이고,
긴장은 ATP를 빠르게 소모한다.

수용은 저항하지 않는 힘

반대로, 감정을 있는 그대로 받아들이면
힘이 빠지는 게 아니라 힘이 남는다.

'아, 내가 지금 화가 나는구나.'
'아, 내가 지금 무서운 거구나.'

그저 인정하는 순간
ATP가 덜 소모된다.
요산의 생성도 줄어든다.

수용은 멈춤이 아니라
흐름이다.

억제가 많을수록 피로는 쌓인다

억제는 감정을 '잠재우는' 방식이 아니라
감정을 '가두는' 방식이다.
가둔 감정은
더 많은 에너지로 버텨야 한다.

결국, 피로가 쌓이고
몸은 말없이 무너진다.

수용은 관점의 전환으로 시작된다

'이 감정은 없어야 해'라는 관점에서
'이 감정도 나의 일부야'라는 관점으로 옮겨올 때,
에너지 효율이 올라간다.
몸은 항상 효율을 원한다.

억제는 비효율이고,
수용은 효율이다.

관점의 전환은 ATP의 전략이다

ATP는 생명 에너지의 화폐다.
낭비 없이 사용되어야 한다.
관점이 바뀌면,
같은 상황에서도
ATP는 덜 소모된다.

이것이 삶의 에너지 전략이다.

감정의 에너지, 다시 흐르게 하라

억제된 감정은 정체되고,
수용된 감정은 흐른다.
흐르는 감정은 다시 '기운'이 된다.

기운은 타인을 살리는 힘으로 순환된다.
감정을 억누르지 말고,
흘려보내라.

흘러야 살아 있다.

"억제는 싸움이고, 수용은 흐름이다.
흐르는 자는 병들지 않는다.
에너지의 방향이 바뀌면
삶의 피로도 줄어든다."

나를 소모하는 것들과의
거리 두기

과한 기대, 반복된 의무,
인정 욕구.

내가 피곤한 진짜 이유

몸이 피곤한 게 아니라
'나를 피곤하게 하는 것들'이
너무 가까이 있다.

자꾸만 눈치를 보게 하는 사람,
말은 안 하지만 기대를 강요하는 분위기,

생존학적 관점: 다르게 보면 고통이 줄어든다

나도 모르게 따라가는 사회적 기준.

이런 것들은
ATP를 소리 없이 빼앗아간다.

에너지를 가장 많이 소모하는 것은 '관계'

몸을 움직이는 데 쓰는 에너지는
생각보다 많지 않다.

진짜 에너지를 소모하게 하는 것은
'사람 사이의 거리'다.
가까워야 할 사람과의 거리감,
멀어져야 할 사람과의 억지 친밀함,

이 모든 감정의 긴장 상태가
ATP를 계속 소모하게 만든다.

반복되는 '해야만 하는 일'

의무는 꼭 필요하다.

하지만,
반복된 의무는 무감각한 소모가 된다.
'오늘도 어쩔 수 없이 해야 하는 일'이
쌓이면,
감정도, 몸도 마모된다.

이것은
ATP가 정기적으로 새는 구조다.

인정 욕구는 끝이 없다

'나는 잘하고 있는 것일까?'
'이 정도면 괜찮은 사람일까?'

끊임없는 타인의 시선 의식은
자기 내면을 비우고
외부의 기대에 내 에너지를 투자하게 만든다.

이것은 투자라기보다
지속적인 누수다.

정(精)은 이렇게 샌다

정(精)은 단지 육체적 에너지가 아니다.

그 사람의 생명력,
감정적 여유,
존재의 중심 에너지다.

그 정이 새는 순간
감정은 예민해지고,
몸은 피로해지고,
마음은 불안해진다.

거리 두기는 생존 기술이다

살기 위해
멀어져야 할 것이 있다.

―――――――

3장. 삶을 해석하다: 몸처럼 삶도 말하고 있다

물리적 거리든,
심리적 거리든,
자기를 지키기 위해 경계를 세워야 한다.

이것은 냉정함이 아니라
존재의 유지다.

무엇과 거리를 두어야 할까?

나를 소비하게 만드는 사람
쉴 틈 없이 돌아가는 알림과 피드백
의미 없이 반복되는 일상
'이 정도는 해야지'라는 내면의 기준
끊임없는 비교와 경쟁

이 모든 것이
ATP를 소모하게 만드는
정(精) 누수 지점이다.

"거리를 두어야

비로소 내가 보인다.
나를 지키는 선은
곧 내 생명 에너지의 경계다."

몸이 말하듯,
삶도 말하고 있다

외부 사건도
나를 향한 메시지.

몸의 통증은 메시지였다

열이 나면
어딘가에 염증이 있다는 신호다.
두통이 생기면
지나친 부담을 감지한 뇌의 반응이다.

몸은 언제나

말없이, 그러나 분명하게
나에게 말을 걸어왔다.

문제는
내가 그 언어를 듣지 않았다는 것이다.

몸의 언어를 배웠다면

이제는 삶의 언어를 배울 차례다.
몸이 아플 때 원인을 찾듯,
삶이 힘들 때도
그 '상황'의 구조를 해석해야 한다.

우연히 일어난 사건은 없다.
삶의 모든 충돌은
에너지 흐름의 왜곡에서 생긴다.

삶이 보내는 구조적 신호

일이 자꾸 꼬인다?

→ 멈춰야 한다는 신호다.

같은 실수를 반복한다?
→ 해석하지 않았다는 뜻이다.

특정 사람이 계속 힘들게 한다?
→ 내가 아직 경계를 만들지 못했음을 보여준다.

이런 신호들은 모두
ATP가 새고 있다는 '삶의 피로'다.

감정은 삶의 열감(熱感)이다

삶은
몸보다 더 정교하게 말한다.

'섭섭함'은
기대가 어긋났다는 신호고,

'분노'는

경계가 침범당했다는 경고고,

'슬픔'은
무언가를 놓아야 할 때의 통증이다.

몸의 열처럼,
삶의 감정도
에너지의 흐름을 알려주는 지표다.

삶의 해석 능력이 필요하다

몸의 증상을 해석하듯,
삶의 사건도
해석 가능한 구조를 가진다.

삶을 병리학적으로 보면 고통이고,
삶을 생존학적으로 보면 메시지다.

증상을 억제하듯 사건을 무시하면
고통은 반복된다.

메시지를 해석하면
고통은 사라진다.

"왜 이 일이 내게 일어났는가?"

삶의 가장 강력한 질문은
바로 이 문장이다.

이 질문을 회피하지 않고
정직하게 마주할 수 있을 때,
비로소 삶의 언어가 들리기 시작한다.

그 언어를 이해할 수 있는 사람이
자기를 이해할 수 있는 사람이다.

"몸이 아플 때 의미를 찾듯,
삶이 아플 때도 이유가 있다.
삶은 언제나
나를 향해 말을 걸고 있었다."

생존학적 관점: 다르게 보면 고통이 줄어든다

스스로를 해석할 수 있다는 것의 의미

해석이
곧 통제다.

아픔을 해석하면 두려움이 줄어든다

통증은 무섭다.
하지만 그 통증이
"여기 무리가 있다"라는 신호임을 알면,
그 무서움은 줄어든다.

이해는 통제를 낳는다.

3장. 삶을 해석하다: 몸처럼 삶도 말하고 있다

이해할 수 있는 고통은
견딜 수 있는 고통이 된다.
해석이 곧 통제다.

자기 해석력이란

자기 증상의 의미를 스스로 읽어내는 힘이다.
왜 지금, 왜 이 자리에, 왜 이 사람이
나를 흔들고 있는가.

그 이유를 타인에게서가 아니라
자신의 생존 전략 안에서 읽을 수 있다면
그 사람은 이미 절반을 치유한 것이다.

증상은 나를 해석하라는 부름이다

몸의 통증이든
삶의 고통이든
그 모든 현상은
'해석되지 않은 나'를 일깨운다.

증상이란
내가 나를 이해하지 못하고 있다는
깊은 메시지일 수 있다.

그 의미를 듣는 순간,
증상은 역할을 다했다.

고통은 이해받기를 원한다

억압된 감정이
통증으로 변하는 것처럼,
억압된 삶의 의미도
어딘가에 병으로 나타난다.

이해받지 못한 마음은
몸에 말을 시킨다.
삶에 파동을 만든다.

그러니,
'이 증상은 나의 어떤 부분을 말하고 있는가?'

3장. 삶을 해석하다: 몸처럼 삶도 말하고 있다

이 질문이 시작이다.

자기 해석이 자기 치유다

내가 나를 들여다보고
내가 나를 납득시키고
내가 나를 이해하게 될 때,
그 순간부터 몸도, 마음도
회복의 방향으로 흐른다.

치유란 외부에서 오는 것이 아니다.
자신을 해석하는 힘,
그것이 곧 자기 회복의 문이다.

"스스로 해석할 수 있다는 것은
스스로 회복시킬 수 있다는 뜻이다.
그것이 삶을 치유하는 가장 깊은 힘이다."

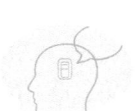

에필로그

고통은 줄어들 수 있다.
우리가 다르게 보기 시작할 때

우리는 아팠습니다.
몸이 아팠고, 마음이 아팠습니다.
그 아픔을 멈추기 위해, 우리는 약을 먹고,
억누르고, 버텨왔습니다.

하지만 이제는 알게 됩니다.
그 아픔은 멈추라는 신호였고,
무언가 잘못됐다는 외침이었으며,
무언가 새로 시작되어야 한다는 제안이었습니다.

한때 우리는 증상을 고장이라고 여겼습니다.
고혈압은 '수치가 높다'라는 문제였고,
불면은 '잠을 자지 못한다'라는 실패였습니다.

감정의 격동조차도
'안정되지 못한 성격'으로 판단되곤 했습니다.

그러나 이제는 묻습니다.
'왜 그랬을까?'
'그것은 몸의 전략이 아니었을까?'
'살기 위한 선택이 아니었을까?'

이 질문 하나로,
고통은 얼굴을 바꿉니다.
증상은 메시지가 되고,
질병은 생존의 흔적이 됩니다.

몸은 말합니다.
증상은 말입니다.
우리는 그동안 그 말을 듣지 못했습니다.
소리를 지우는 법은 배웠지만,
그 말을 해석하는 법은 배우지 못했습니다.

그러나 이 책을 통해

에필로그

이제 우리는
몸의 말, 삶의 말을
조금은 알아들을 수 있게 됐습니다.

피로는 '지금 멈춰야 한다'라는 말이었고,
통증은 '이 이상은 위험하다'라는 경고였습니다.
불안은 '나는 지금 외롭다'라는 신호였고,
우울은 '내가 나를 버렸다'라는 고백이었습니다.

그 말을 듣고 나면,
고통은 조금 덜 아프게 느껴집니다.
왜냐하면 의미를 안다는 것은
이미 절반은 치유된 것이기 때문입니다.

우리는 그동안 몸을 고치려 했습니다.
그보다 앞서 몸의 말을 들어야 했습니다.

우리는 삶을 바꾸려 했습니다.
그보다 앞서 삶의 언어를 배워야 했습니다.

이 책의 첫 문장을 떠올려 봅니다.

"병은 반응이다."

그 말은 곧,
'삶은 반응의 연속이며,
그 반응은 나를 살리려는 의도'라는 말이기도 합니다.
그 의도를 알아차릴 때,
우리는 더 이상 삶에 끌려가지 않고
스스로 해석하며 선택할 수 있습니다.

삶은 계속해서 아플 것입니다.
몸도, 마음도, 상황도
우리 뜻대로 되지 않는 순간이 찾아올 것입니다.

그러나 이제는 다릅니다.
우리는 반응을 이해할 수 있게 됐고,
그 이해는 해석이 됐고,
그 해석은 힘이 됩니다.

에필로그

삶의 고통을
있는 그대로 느끼되,
예전과는 다르게 받아들이게 될 것입니다.

이 책은
그저 질병을 다르게 보자는 제안이 아니었습니다.
그 시작을 통해
삶을 다시 보는 시선을 열고자 했습니다.

그리고 그 시선은
곧 '나'라는 존재를 다시 만나는 과정입니다.
몸과 마음, 증상과 감정, 외부 사건과 내부 반응,
그 모든 것이 연결되어 있다는 것을 이해했을 때,
우리는 마침내 고통 속에서도 나를 보게 됩니다.

나는 이제
몸이 말을 걸 때 귀를 기울이고,
삶이 나를 흔들 때 잠시 멈추어 바라볼 것입니다.
고통은
없애야 할 대상이 아니라

듣고 해석해야 할 메시지입니다.

이제 나는
조금은 다르게 보기 시작했습니다.
그래서 고통도 줄어들기 시작했습니다.

생존학적 관점은
스스로의 삶에 대한 이해와 용서,
감사와 사랑입니다.

생존학적 관점
다르게 보면 고통이 줄어든다

제1판 1쇄 발행   2025년 10월 13일

지은이	이창현
발행처	애드앤미디어
발행인	엄혜경
등록	2019년 1월 21일 제 2019-000008호
주소	서울특별시 영등포구 도영로 80, 101동 2층 205-50호 (도림동, 대우미래사랑)
홈페이지	www.addand.kr
이메일	addandm@naver.com
기획편집	애드앤미디어
디자인	얼앤똘비악 www.earlntolbiac.com
ISBN	979-11-93856-13-0 (03510)

이 책은 저작권법에 따라 보호받는 저작물이므로 무단 전재와 무단 복제를 금하며,
이 책 내용의 전부 또는 일부를 이용하려면 저작권자와
애드앤미디어의 서면 동의를 받아야 합니다.

책값은 뒤표지에 있습니다.
잘못 만들어진 책은 구입처에서 바꿔 드립니다.

애드앤미디어는 당신의 지식에 하나를 더해 드립니다.